# 80歳でもほどよく幸せな人は

## こういうふうに考えている

医学博士・脳神経内科医
米山公啓

# はじめに

この本には、長寿になるためのノウハウや、最先端医療の情報が書いてあるわけではありません。

書いてあるのは、「老い」をおだやかに、前向きに受け入れて、幸せを感じられるようになる、そんな考え方についてです。

「老い」を受け入れること。

言葉にすれば簡単そうですが、多くの方がこれができていません。

若さを維持するためにどうすればいいのか、ボケないためにどうすればいいのか、基準値まで血圧を下げるにはどうすればいいのか、そうしたことに心をくだくあまり、幸福でない日々を送っているのです。

人生100年時代と言われるようになって久しいですが、本当に長生きの人が増えてきました。

私の診療所の外来にも、90歳で元気に笑顔でやってくる人がいます。

75歳になると後期高齢者という呼び方をされてしまいますが、現役で働いている方もいますし、実感としてまだまだ若いのです。

最近では、80歳を過ぎていても70歳代とまったく変わらない元気な生活をしている人もたくさんいます。

しかし、そういった長寿の方が本当に幸せを感じているのかとなると、なかなかなか難しいように思います。

「長く生きていてもいいことがない」

「痛みがずっとなくならない」

「老後に希望を見いだせない」

「寝たきりになるくらいなら長生きしたくない」


このような不安を感じている高齢者は少なくありません。

歳をとってからの人生は、日々衰えていく体とともに生きていかねばならず、不安にさいなまれやすいのです。

実際に、健康面だけを考えても、血液検査などでまったく異常がないということはないですし、どこか痛みがあり、がんなどの病気の治療をしていたりするものです。


それにもかかわらず現代の医学は、高齢者であろうと、人間ドックや健康診断の結果を基準値に近づけることで、健康を作りだせると信じているところがあります。さらに、病気の早期発見・早期治療こそが大切だと言い続けています。しかし、それを繰り返していると、病気探しが逆にストレスを作りだしてしまいます。

常に不調を抱えがちな高齢者なら、なおさらストレスを感じることでしょう。

つまり、**現代の医学の方向が、高齢者の幸福を作りだすほうに向いていないのです。**

私は、医師としての長年の経験から、検査値の異常だけを気にする治療をしていては、高齢者を幸せにできないと思っていました。

たとえば、これまでは標準体重が健康の指標にされていましたが、小太りのほうがより長生きすることがわかっています。こんなふうに、基準値は時代によって変化し、医学的な見方も変わるのです。

私は東京都あきる野市で、開業医として、多くの高齢者や認知症の患者さんを診ています。

毎日の診療を通して、高齢でも元気で前向きな患者さんに会うこともあります。

そんな患者さんから、生き方や考え方を学ばせてもらい、その知見を積み上げ、幸せになる秘訣をまとめたのが本書です。

外来の際に患者さんからうったえられる悩みから項目を立てているので、読者の皆さんにとっても、身近な悩みが多いと思います。

なので順番を気にせず、自分に関係のありそうな項目から読んでいただいてかまいません。

大きく3章に分かれており、第1章は、頻繁に聞かれる悩みを集めた『「よくある悩み」の対処法』。

第2章は、夫婦問題などのナイーブな事柄や、目のかすみなど医師に相談するには微妙な症状を扱った『「相談しづらい悩み」の対処法』。

第3章は、人生を締めくくる年代に特有のひと筋縄ではいかないテーマを集めた『「人生のたそがれ」の対処法』となっています。

100歳まで生きるということが夢物語ではなくなった現在、80歳はある種の節目の年齢となります。

その80歳を迎えても、どうすれば幸せでいられるか。

経験と最新の医学情報を踏まえて、述べていきたいと思います。

## 第2章

# 「相談しづらい悩み」の対処法

## 第3章　「人生のたそがれ」の対処法

# 第1章

# 「よくある悩み」の対処法

# 夜、なかなか眠れない

## 多くの高齢者が不眠に悩んでいる

自分のことを不眠症だと思っている高齢者は少なくありません。むしろ、毎日よく眠れていると自信を持って言える人は稀《まれ》でしょう。

睡眠時間は年齢とともに短くなるもので、よく寝たという熟眠感もなくなっていきます。

それに加えて、年金や病気のことなど、高齢者特有の悩みで眠れない日もあるでしょう。

そう考えてみると、高齢者にとって、毎日規則的にしっかり眠るというのは、非常に難しいことだとわかってきます。

## しっかり眠るとはどういうことか

そもそも、しっかり眠るとはどういうことなのでしょうか。

じつは眠るといっても、眠っている間の脳はずっと休んでいるのではなく、さまざまな活動をしています。

よく知られていることですが、睡眠は「レム睡眠」と「ノンレム睡眠」に分かれます。レム睡眠は覚醒状態に近く、夢を見る睡眠です。ノンレム睡眠は脳の活動が低下し、脳が休息している睡眠だと考えられています。

このレム睡眠とノンレム睡眠は、90分を一周期として一晩で4回くらい入れ換わりを繰り返します。

睡眠の質には、これら睡眠のどちらか一方が重要というわけではなく、**2つのサイクル自体が大事**だと言われています。

では、よいサイクルで睡眠をとるには、何時間以上眠ればいいのでしょうか。

先に結論から言うと、時間に絶対的な基準はありません。

睡眠の質は、心配事などの心理的な要因、疲労などの肉体的な要因に影響されるため、時間にこだわるべきでないと言う専門家もいるのです。

「1日7時間以上眠らないといけない」と耳にすることがあると思いますが、これはあくまでも目安でしかありません。

## 寝すぎも危ない

ただし、睡眠時間が「短すぎる」「長すぎる」場合は、やはり健康をそこなうようです。

110万人超の男女を対象に約6年間追跡調査し、睡眠時間と死亡リスクの関係を見た研究があります。

結果は、睡眠時間7時間をさかいに、短くても、長くても死亡リスクが上がりました。

睡眠時間が短すぎる場合、がん、糖尿病、高血圧、うつ病、認知症などの病気のリスクが高まることは、さまざまな研究から言われています。

他方、睡眠時間が長すぎる人の死亡リスクが高くなる理由は、じつはまだそれほどわかっていません。とはいえ、少なくとも睡眠時間は長ければよい、ということはなさそうです。

## 年齢が影響する睡眠時間

年齢によって適切な睡眠時間が変化していくというのも、多くの研究からわかっています。

10歳までは8〜9時間、15歳で約8時間、25歳で約7時間、45歳で約6・5時間、65歳で約6時間とされています。

私の外来では、多くの高齢者が不眠をうったえます。ですが、すでに書いたとおり、歳をとってくれば睡眠時間は短くなるのは当たり前です。それは病気でもなんでもないのです。

「若いときと比べてどうしても睡眠時間が短くて、寝た気がしない」ということをうったえますが、それは年齢による自然な睡眠時間の変化なのです。

さらに、歳とともに早寝早起きになってきます。

これは、血圧、体温、ホルモン分泌《ぶんぴ》など睡眠に関係する多くの生体機能リズムが変化した結果です。

また、加齢とともに熟眠感がなくなってきますが、深いノンレム睡眠が減り、浅いノンレム睡眠が増えるためです。そんなわけで夜中に目が覚めやすく、途中でトイレに起きる回数も増えてしまうのです。

いずれにしても、「歳をとって眠れなくなった」というふうにとらえるべきではありません。睡眠の質に変化が起きて、「若いときほど深く眠る必要がなくなった」ととらえるべきなのです。

## 遺伝が影響する睡眠

ちなみに、「朝が得意な人」「苦手な人」がいますが、これは、遺伝が関係する体内時計の問題だと言われています。

朝が苦手という人がいると、その人のやる気や性格の問題と思ってしまいがちですが、遺伝が大きく影響しているのです。

一般的に、若い人は朝が苦手ですが、歳とともに解消されてきます。

「ロングスリーパー」と呼ばれる、成人男性の約2％、女性の約1・5％で、10時間以上眠る人がいます。

それとは逆に、睡眠時間が6時間未満の「ショートスリーパー」と呼ばれる人もいます。短い睡眠でも日中の眠気はなく、健康に影響しません。こういった人は1％未満いると言われています。

年齢、季節、そして遺伝。これらの要因によって、必要な睡眠時間は大きく変化します。

こうしたことから、睡眠時間だけにこだわるのは意味がないということがわかっていただけましたでしょうか。

それどころか、睡眠時間に神経質になることで、かえって不眠を招いてしまうというわけです。

## 睡眠薬は使っていいいの？

なお、あまりよく寝られない状態が続くと、足りない睡眠時間は蓄積されていきます。その蓄積された足りない睡眠時間を「睡眠負債」と言います。負債とはいえ、神経質になる必要はありません。1時間、睡眠時間が足りなければ、別の日に1時間多く眠って解消すればいいのです。

多くの場合、それは意識することなく、自然と解消されているようです。

もし、あまりに不眠状態が続いているのなら、**睡眠薬に頼るのは決して悪い手段ではありません**。

不眠に対していままでは、ベンゾジアゼピン系の薬が処方されてきました。商品名で言うとデパス、ハルシオン、レンドルミンなどです。日本ではこの系統の薬が非常に多く処方されています。

いま現場では新しい睡眠剤として、デエビゴ、ベルソムラという薬に切り替えようとしています。ベンゾジアゼピン系に比べて依存性が少ないので、長期使用にはいいとされています。

このように医療は進歩しているので、眠れないとしても、心配する必要はありません。

睡眠は時間を気にせず、年齢や環境を考慮して、自分に必要な睡眠時間を考えていけばいいのです。

# イライラする

## イライラとどう付きあうべきか

歳をとれば性格のカドもとれ、穏やかになる、というわけでもないようです。

イライラの種は、リタイア後も日常の至るところにあります。

エレベーターがなかなか来ない、注文した料理と違うものが出てきた、思うように作業が進まないなど、毎日私たちはイライラする感情と戦っているようなものです。

そうしたイライラへの対処法は、深呼吸をして気持ちを楽にする、たまにはおいしいものを食べる、などたくさんあります。ですが、そう簡単にできないのが現実でしょう。

こうしたイライラをもたらすストレスをすべて回避する、というのもやはり不可能なので、うまく付きあっていくしかないのでしょう。

## ストレスとは何か

そもそもストレスとはなんでしょうか。

ストレスとは、外からの刺激によって、体の中に生じる変化のことです。漠然とした不安、ショックな出来事、お金・家庭の問題に至るまで、じつにさまざまなものが刺激となり、ストレスを引き起こします。

場合によっては、自分がストレスと感じていないことがストレスの原因になったりします。つまり、ストレスがあるという自覚が持てない場合もあり、そこが難しいところなのです。

## ストレスが体を壊す

ストレスが原因でいろいろな病気を発症してきます。

その理由は、ストレスがかかるとそれに打ち勝とうとして副腎皮質《ふくじんひしつ》ホルモン（ステロイドホルモン）が分泌されるためです。

このホルモンは短期間であれば人体にとってプラスに働きますが、長期間分泌されると体の免疫力を衰えさせてしまいます。

そうして、いろいろな病気が発症する原因となってしまうのです。

ストレスがあると心にも変化が起きます。

イライラしたり、やる気がなくなったりします。さらには不安を感じやすくなります。それが進むと、物事に興味が持てなくなり、うつっぽい気分に陥ります。

ストレスによる体の変化として、頭痛、肩こり、腰痛などの痛みの症状が出てくることもあります。

さらには、腹痛、消化器官の不調、動悸《どうき》、息切れなどが出てきて、いくら検査をしても異常が見つからないことも少なくありません。

また、ストレスを発散させようと、タバコやお酒の量が増えたりもします。

こういった状況が長く続けば、心筋梗塞《しんきんこうそく》、胃かいようといった病気を発症してもおかしくありません。


こう述べていると、ストレスは悪いものと感じてしまいますが、必ずしもそうではありません。

たとえば、ある時間までに、終わらせておかなくてはいけないことがあったとします。

その場合、その時間までに頑張ってやろうと思うものです。短い期間のストレスによって気力が生まれ、質やスピードが向上することもあるでしょう。こういった限られた期間のストレスは問題にはなりません。

よくないのは、終わりの見えない長い期間にわたって感じるストレスです。これは心と体にダメージを与えてしまうのです。

## ストレスの解消法

ストレスは、どう解消していけばいいのでしょう。

前述したように短い期間なら時間が解決してくれますから、結果はどうあれストレスからは解放されます。

しかし、普段からストレスにさらされ続けている場合は、自分なりのストレス解消方法を見つけなければいけません。

無理をしないでストレスを解消する、４つの方法をお教えします。

## 1．考え方を変えてみましょう

どんな状況にあっても、悩んでいるのは脳の中です。考え方を変えることで、まったく違う状況にすることができます。これは人間の脳のもっとも進化した部分である前頭前野《ぜんとうぜんや》の働きです。

私が大学病院を辞めて作家業に転身しようと考えていたとき、ある出版社の社長から、「簡単に大学病院を辞めてはだめです。いろいろな嫌がらせがあるでしょうが、作家になったらそれを書けばいいのです。そんな貴重な経験はできませんよ。今を楽しむべきです」と言われました。

こんな職場にはいたくないと思っていたのですが、今を楽しめと言われて、まったく状況が変わったことを憶《おぼ》えています。

このように、考え方を変えることで心が楽になることがあります。

どんな状況にあっても、自分のためになる何かがあると考え方を変えれば、見えてくるものが違ってきます。

2. 上手に休みましょう

忙しいと休めないと思うかもしれませんが、短時間眠るだけでも体を休ませることができます。

睡眠時間を削ってまで何かを続けることは、判断力がにぶっていい結果にはつながりません。とにかく横になってだらだらする必要があるのです。

仕事が早い人には、オンオフの切り替えが上手な人が多いものです。作業が途中でもぱっと中断して、帰って休むようにしましょう。

知りあいの大工さんと一緒に仕事をして、感心したことが2つあります。

1つはどんなに仕事が途中でも、必ず午前10時と午後3時には休憩することです。素人はついつい時間を忘れて、仕事を続けてしまいますが、職人は体を休めることを忘れないのです。

もう1つは仕事の切り上げ方です。午後5時少し前には、仕事をしながら片付け始めて午後5時には必ず仕事をやめていました。長く仕事を続けてこられたのは、上手な休み方と仕事の切り上げ方ゆえだと教えられました。

3．体を動かしましょう

適度に体を動かすことはストレス解消の基本です。

ウォーキングやジョギングまでしなくても、1時間に1回、立って歩き回るだけでいいのです。

外食の機会など、レストランまで歩く時間を楽しみましょう。

## 4．熱中できる趣味を持ちましょう

嫌なことから離れて何かに集中できる時間があれば、それだけでストレス解消になります。

家の中にストレス要因があれば外出先に趣味をつくり、外に出ることでストレスを感じるのであれば、家で映画を観るなど、家の中で趣味をつくりましょう。

イライラを感じたら、ストレスにさらされていると理解しましょう。

その原因に立ち向かうのではなく、受け入れ、考え方を変えてみる。休む。体を動かす。嫌なことを忘れられる趣味をつくる。

あまり重く考えず、できることからやってみるのがいいでしょう。

# 運動するのが面倒くさい

## 運動は健康によい、は本当なのか

「高齢者は運動すべきだ」「運動は健康によい」。だれもが、そんなふうに考えています。

運動が健康によいというのは、一応医学的な根拠があります。

まず、運動をすることで骨に負荷が加わり骨を作る細胞が刺激されるため、骨が強くなります。

それに加え、体の中で最も早く老化するのは筋肉と言われていますが、運動によって筋肉量が増えます。転倒による骨折というのは高齢者を悩ませる心配事の

１つですが、筋肉がしっかりすれば、ふいに転倒してしまうのを防ぐことができるでしょう。

運動は、骨や筋肉によいだけではありません。日々の疲れへの対策としても効果的です。

運動をすると、肺から活発に酸素を取り入れて心臓を速く動かすことになるので、心臓の筋肉が強くなります。それによって全身の血行がよくなり、酸素や栄養を体のすみずみまで早く運べるようになります。結果として、**疲れやすさが軽減される**のです。

さらには、**生活習慣病にも効果があります**。

たとえば、生活習慣病の１つである脂質異常症は運動で改善します。

また、運動をするとＨＤＬコレステロール（善玉コレステロール）が増えるので、動脈硬化をふせぎ、心筋梗塞、脳梗塞などにも予防効果があります。

脳にとっても、運動の効果は絶大です。

体を動かすと脳へ行く血量が増え、脳の神経を成長させるＢＤＮＦ（脳由来《ゆらい》神経栄養因子）というタンパク質が海馬《かいば》（記憶を司《つかさど》る部分）で多く分泌されます。それが記憶力の改善に役立つとされています。このような効果があるため、**運動は認知症予防になる**のです。

運動によって心も変わってきます。

**適度な運動をすると気分が明るくなり、前向きに考えられるようになります**。これはセロトニンという脳内物質が増えてくるからです。

このように運動は、骨、筋肉の状態をよくし、疲れを軽減させ、生活習慣病の予防になるだけでなく、脳にも心にも非常によい効果をもたらします。

## 運動はよいことだらけ、というわけではない

しかし、よいことだけではありません。運動は、高齢者にとってよくないこともあります。

まず1つめ、「運動ではやせない」ということです。

ダイエットのために運動する高齢者は多いですが、高齢者の運動量ではなかなか体重は落とせません。体に無理をさせれば多少は効果があるかもしれませんが、高齢者にとってそれはおすすめできません。

ついで2つめは、「運動は老化を早め、けがの原因になる」ということです。毎日ランニングしたり、短距離を何度も走ったりするのは、かえって体によくありません。

マラソンのような有酸素運動を続けると、体内に過酸化物質ができ、老化を早

めてしまう要因になると言われています。

短距離競走のような体に負担のかかる無酸素運動は、筋肉や骨にダメージを与えてしまうため、場合によっては、取り返しのつかないけがにつながる危険性があるのです。

## 適当にできる運動とは

では高齢者にとって、健康にいい運動とはなんでしょうか。

ちなみにある研究によると、75歳以上の人が運動をすると、健康寿命が1〜1・5年長くなるとされています。

また別の研究によれば、テニスをやり続けている人は9・7年、バドミントンは6・2年、サッカーは4・7年、サイクリングは3・7年、スイミングは3・4年、ジョギングは3・2年、寿命が延びるようです。

しかし、そうした運動を定期的にやれる環境にあるのは、ごく限られた、経済的にも、健康的にも、環境的にも恵まれた高齢者と言えそうです。運動以前に、そういった環境にあること自体が、長生きにつながったということなのかもしれません。

適度な有酸素運動がいい、というのはよく聞きます。

具体的には、早歩きでのウォーキング、ラジオ体操、ジョギング、サイクリング、エアロビクス、水中ウォーキング、アクアビクス、水泳、テニスなどでしょう。

しかし、どれも簡単なようでいて、なかなかハードルが高いものです。

高齢者が運動するうえで大切なことは、続けられることです。

そう考えると、スポーツ器具やユニフォームの必要がないこと、1人で気が向いたときにできること、お金がかからないこと、などが重要になってきそうです。

そうした点を考慮して、気軽にできる運動として、次のような考えを持ってみるのはいかがでしょう。

①　散歩というと大げさなので、家の周りをうろうろしてみる。

②　上りはエレベーターやエスカレータで、下りは階段にする。張りきって階段を上っていくと、ひざを痛めたりしてかえって危険です。

③　自転車も電動自転車にすれば、多少遠くへ行く気が起きます（私の診療所に来ている90歳過ぎのおじいさんは、いまでも毎日、電動自転車でかなり遠くまで出かけます）。

④　掃除や洗濯などの家事をすること。配偶者が亡くなって1人で暮らすようになるときは必ずやってきます。そのときのためにも、とくに普段家事を相手に任せっきりの方は、家事をやるように努力すべきです。それだけでも十分運動になるのです。

⑤　立って料理を作ること。立っている時間を増やすだけでもだいぶ違います。

運動と言っても、何も張りきってジョギングしなくてもいいですし、あまり付きあいのない人とわざわざテニスをしなくていいのです。

とにかく立ち上がって家の中をうろうろする、それだけでも、何もしないでゴロゴロよりはマシなのです。

# お酒がやめられない

## お酒は百薬の長？　それとも毒？

古くから「百薬の長」とも言われてきたお酒。

体によいという意見がある一方で、体に悪いだけで「百害あって一利なし」という意見もあります。

では結局のところ、お酒とどう付き合うのが正解なのでしょうか。

お酒がなければ人生がつまらない。そのように考える人もいます。

そこまでではないにしても、お酒によって気分がよくなったり、人間関係が円滑になったりするので、お酒にいい印象を持っている方は多いでしょう。

飲みすぎはよくないけれど多少ならいい、そう思っている方が大多数ではないでしょうか。

しかし厳密に言えば、アルコールは体にとって異物でしかありません。

そのため、分解酵素を生み出す仕組みが進化の過程で人体の中でできあがってきたのです。それが、アルコールデヒドロゲナーゼという酵素です。

少し専門的な話になりますが、この酵素がアルコールを分解し、その過程で二日酔いの原因であるアセトアルデヒドを生じさせます。それをさらに分解するのが、ＡＬＤＨ２（２型アルデヒド脱水素酵素）という酵素です。

これらの酵素の働きが弱い、もしくはない人がいます。こうした人は、アルコールをすみやかに分解できません。

また、年齢とともにアルコールの分解機能は低下します。歳とともに飲めなくなってしまうのが普通なのです。

以前は、適量のお酒を飲むことは、まったく飲まないより体にいいと言われていました。

ですが、これはあくまでお酒が飲める人というのが前提です。

お酒が飲めない人、アルコールを分解する酵素を持っていない人、年齢によって弱まってしまった人にとっては、アルコールはやはり異物であり、毒なのです。

さらに最新の研究では、「アルコールの摂取量に適量はない」という研究結果が出ています。

つまり、飲める人にとっても、健康に利するような適量は存在せず、お酒の量はわずかであっても、病気になるリスクが上がっていくということなのです。

その一方で、「1日ビール中瓶1本、日本酒1合くらい飲む人は、まったく飲まない人より認知症発症が下がる」という報告もあり、適量の飲酒は健康によいという意見は根強く支持されています。

しかし、こういった飲酒の疫学データは、本人へのアンケート調査であるため、正確なデータをとるのが難しいように思います。きちんと毎日飲む酒の量を量ることはほぼ不可能ですから、信頼度は低いと考えたほうがよいかもしれません。

## 飲みすぎは脳に悪影響を与える

確かなことが言いづらくはあるものの、それでも、穏やかで幸福な老後を望んでいる人は、お酒にどう向き合ったらよいのでしょうか。

仮に適量の飲酒が体によいとして、お酒を飲める人が1日ビール中瓶1本で終わるでしょうか。

おそらく、その程度では収まらないように感じます。

ここが大きな問題です。

酒の量が増えてしまえば、間違いなく認知症のリスクは高まるからです。飲酒の量をきちんとコントロールして飲める人は、なかなかいないものです。

これまでの人生でさんざん飲んできて、高齢者となったいまは寝酒1杯だけ、という感じになれば、適量を守るのは可能かもしれませんが、それは現実的ではないでしょう。

また、若いうちなら大量飲酒もよいのかといえば、やはりそんなことはありません。

大量飲酒には、様々な病気になるリスクがあります。すでに書きましたが、認知症リスクも高まります。

アルコールの脳への影響で有名なものは、脳の萎縮です。

1日2合以上の飲酒によって、健康な人より脳萎縮が進むことがわかっています。

飲酒習慣により10年早く脳萎縮が進行するという報告もあります。しかし、禁酒をすると脳萎縮は改善するようです。

## 飲酒を楽しみつつ、健康もそこなわない方法

飲酒を楽しみつつ健康を考えるなら、お酒は日本酒換算で1日1合（ビールなら中瓶1本、ワインならグラス2杯）程度までに控えておくことがギリギリのラインでしょう。

先にも指摘したように、普通に飲める人がビール中瓶1本で終えられるか、ということが現実問題なのですが、我慢できない人は、次のことを意識してもらうとよいかもしれません。

飲酒と健康の関係はまだわからないところがあるものの、確実に言えることがあります。

それは、飲酒量が増えると脳は萎縮し、ほとんどの病気のリスクは高まり、死亡率は上がっていく、ということです。

これを重く受け止め、適度な飲酒を楽しむようにしましょう。

# 血圧、コレステロール値が心配

## 血圧が高いときは治療すべきか

血圧が高いと、正常であるとされる基準値に戻したいと思うものです。

しかし場合によっては、無理に基準値を目指さないほうが健康を維持できることもあります。

1965年に男性で67・7歳だった日本人の平均寿命は、2023年には81・05歳まで延びました。平均寿命が延びた理由の1つは、かつて死亡原因の1位だった脳卒中が減ったためだとされています。

脳卒中には、血圧の高さが大きく関わっています。1960年代の日本人の70

歳以上の収縮期血圧は平均166mmHgでしたが、最近では141mmHgまで下がりました。

高血圧は、脳卒中だけでなく、さまざまな合併症を引き起こします。

高血圧のこうした危険性はメディアなどを通して頻繁に伝えられています。しかし、「高血圧＝悪」という認識が、過度に意識されるようになってしまっているように思います。

実際に、基準値を目指すのではなく、高血圧を維持したほうが健康な例があります。

たとえば、糖尿病患者はそもそも心筋梗塞のリスクが高いですが、高血圧にならないように管理したことで、逆に心筋梗塞の発病リスクを高めてしまったという報告があるのです。

実際に、国際的な高血圧治療のガイドラインでは、糖尿病で高血圧症を併発している場合は、一般的な正常値である血圧は130／80mmHg未満ではなく、やや高めの140／90mmHg未満を採用するようになっています。ただし、日本は他国に比べて脳卒中が多いため、糖尿病で高血圧症を合併した人であっても、血圧は130／80mmHg未満に設定されているようです。

また、心筋梗塞の患者を対象にした研究でも、血圧の低下により予後が悪化する危険性が示唆されています。

いずれにしても、こうしたデータから言えることは、高血圧は合併症によって血圧の管理の程度を考える必要があり、安易に基準値を目指すべきではないのです。

## コレステロール値を下げるべきか

続いて、コレステロール値についてです。

意外と知らない人が多いのですが、コレステロールの多い卵や肉類を食べても数値に影響がないとして、2015年に厚生労働省によって、コレステロールが多い食材の摂取制限は撤廃されています。

それにもかかわらず、コレステロール値が高いからと、卵などの高コレステロール食材を食べるのを制限している人は少なくありません。

脳卒中や心筋梗塞は、血管が切れたり詰まったりして起きます。

日本人の死亡原因の25％くらいがこれらの病気なのですが、その最大の原因は、動脈硬化です。その動脈硬化に関係するのが、コレステロールです。

悪者に見られがちなコレステロールですが、人間の体にとって重要な物質です。人間の体の細胞の細胞膜の主原料であり、脳の神経細胞においても重要な役割をになっています。女性ホルモンを合成する際にも必要なものです。

人間の体にとってこれほど重要な存在ですから、コレステロールは肝臓で8割作られるようになっています。じつは食事から摂取できるのは2割程度しかありません。

つまり、安定供給のために自分の体で作っているので、前述したように卵や**コレステロールの多い食品を食べても、血液中のコレステロール値にはほとんど影響しない**のです。

コレステロールには、大きく分けて2種類あります。

肝臓で作られたコレステロールを体中にめぐらせるために運びやすい形にしたのが、ＬＤＬコレステロール（悪玉コレステロール）です。

そうして全身をめぐっていくなかで、血管にこびりついてしまったコレステロールをはがして肝臓まで運ぶのを、ＨＤＬコレステロール（善玉コレステロール）と呼んでいます。

現在、日本の自治体が行っている健康診断では、ＬＤＬコレステロールだけを問題にしています。

ＬＤＬコレステロールは量が増えすぎると、あまったものが血管壁に入りこみ、動脈の壁を厚くして動脈硬化の原因となってしまうのです。

ならば、ＬＤＬコレステロールは悪者で、低い数値を目指すべきかというと、そうでもありません。

適切なコレステロール値については、いまだに学会によって意見が分かれているのです。

## 基準値よりも大事なこと

とはいえ、血圧もＬＤＬコレステロールも、極端に高ければ、下げたほうが長生きすることは間違いありません。

問題は、基準値より少し高い場合です。

そんなときは、糖尿病などの他の病気があるのか、家族に心筋梗塞や脳卒中の人が多いのかなど、さまざまな視点から考えていく必要があります。無理に基準値に下げようとするのは、かえって良くないのです。

基準値より少し高いからといって、すぐに薬を飲む必要はありませんが、かといって、コレステロールや血圧をまったく気にしなくていいというわけではありません。

血圧がすごく高くて、どうしても薬を飲む必要があるなら、飲むほうが長生きにつながるはずです。

自分の生き方と、病気の治療のメリット、そうしたことを十分に考え、自分にとって何がベストかを選択していく問題になってきます。

たとえば、「塩辛い味つけの料理こそが、人生にとってかけがえのないものだ」と言うのならば、そうした料理を楽しみつつも、血圧が上がりやすいでしょうから、やはり薬を飲んでいくほうがいいでしょう。

これは極端だとしても、そのような柔軟な考え方で、無理のない、持続できる治療を選択すべきでしょう。

# いつも体のどこかが痛む

## やっかいな痛みとは？

ひざが痛い、腰が痛い、お腹が痛い。

体に痛みを感じると、それがちょっとしたものであっても、何か悪い病気でもあるのではないか、と気になるものです。

もちろん、ちょっとした痛みかと思ったら重篤な病気だった、ということもあるでしょう。

ですが年齢とともに多くなるのは、病院に行って調べたところで原因がはっきりしない痛みです。

典型的な痛みなら診断はそれほど難しくありません。動いたあとに胸の中央が押されるように痛いなら、狭心症《きょうしんしょう》。お腹がすくと胃のあたりが痛くなれば、十二指腸かいよう。吐き気があって目の奥が痛み、それに加えて頭痛があれば、偏頭痛《へんずつう》。

このように、いわゆる医学の教科書に書いてある痛みなら、診断は簡単ですし、医師も間違えることはありません。

しかし実際に多いのは、原因が特定できない痛みです。

腰の痛み、ひざの痛み、なんとなく胸が痛い、指が痛いなど――痛む箇所や痛みの程度があいまいな、整形外科領域の症状が増えてきます。

これは多くの場合、年齢とともに関節に変形が起こり、筋肉が減ってくるために起きます。

このような場合、手術をしても痛みがとれず、治療もうまくいかないことが多いのです。むしろ手術をして痛みがとれることのほうが稀でしょう。

さらにやっかいなのが、筋肉や骨とも関係のない、よくわからない部位の違和感や痛みで、この場合さらに患者さんを悩ませることになります。

## 痛みの原因を探し続ける人の末路

痛みや違和感があると、その原因を探したくなるものです。

「昨日無理したから、今日ひざが痛いのだろう」「胃が痛いのは、3日前に食べたものがよくなかったのではないか」など、まずは自分の経験から探っていき、なかなか治らず心配な場合は、医師のもとを訪れます。

ただし、そのようにして、ちょっとした痛みや違和感の原因を追求し始めた人の末路はだいたい決まっています。

いろいろな医師のところへ行くことになり、もっと効く薬が欲しくなっていきます。

しかし、検査を行っても痛みの原因はわかりません。

そうなるとさらにその原因を探したくなって、週刊誌などに出ている医師を受診したりします。

やがて痛みそのものより、「痛みの原因探しを続けたもののわからない」という不安にさいなまれ、心の調子を乱してしまうのです。

## サプリメントはなぜ効くのか

そんなふうにして痛みに悩んでいると、テレビ通販などで宣伝しているサプリメントを試したくなるものです。

薬によっても手術によっても痛みがとれない場合、医師はお手上げになってしまいますが、そんなときサプリメントは希望となってくれます。

サプリメントは、医薬品と違い、その効果を偽薬《ぎやく》と比較して証明する必要はありません。特定保健用食品（トクホ）と呼ばれるものでも、医薬品の厳しい臨床試験とは比べものにならないほど簡易な検査をやっただけに過ぎません。

それにもかかわらず、医師がとり除けなかった痛みがとれることがあります。

これが起きるのは、痛みというものが、痛んでいるその部位だけでなく、心、つまり「脳の中」で起きている現象だからです。

何かに夢中になっているとき、普段かかえていた痛みを忘れることができた——そんな経験はありませんか。逆に、普段は痛まないのに、嫌なことがあったときに急に痛みが襲ってきた——という経験も、多くの人がしているでしょう。

このことは、痛みに心の状態が大きく関係している証拠です。

だからこそ、サプリメントに救いがあると言えます。痛みの緩和に効くと信じることで、痛みが実際に緩和されるのです。

なお、こうしたサプリメントの効果については、102ページでさらにくわしく解説しています。

## ストレスが痛みの原因になる

心の状態によって痛みが消えるという話をしましたが、逆に心の状態が痛みの原因になるケースもあります。

大きなストレスを感じると脳が機能の不具合を起こし、体にいろいろな変化をもたらします。

よくあるのは、不眠、頭痛、動悸などです。

なかには肩こりや腰痛のような、整形外科領域の症状として現れることもあるのです。

また、ストレスを抱えていると体のバランスがうまくとれなくなり、ものを持ち上げようとしたときに、ぎっくり腰を起こすこともあります。

痛みを抱えていると、その部位の治療だけを考えてしまいがちですが、痛みの原因に、心の状態が関係していることも少なくありません。

実際に、慢性的な腰痛の患者さんにうつ病の薬を処方しただけで、腰痛が軽減されることがあったりします。

## 痛みとの共存を考える

私の外来に来ている患者さんに、94歳の男性がいます。彼は「70歳のころは腰が痛かったけど、いまはどこも痛くないんだ」と言います。

彼がそう言う理由は、いくつか想像できます。歳をとったことで、「痛み自体が消えた」「痛みに慣れてしまった」「痛みに鈍感になった」などです。

骨の変形などが原因の痛みは、そうそう簡単に消えるものではありません。なので実際には、痛みは消えてはおらず、慣れた、鈍感になっただけなのでしょう。

老化によって痛みに鈍感になったという状態は、痛みと共存しているという、前向きなとらえ方もできます。

痛みの原因を探すのをやめて、「結構な歳なんだから多少痛いのは当たり前」「いずれ痛みには慣れる」と考える。そうすれば、むだな結果に終わりがちな原因探しから解放されるかもしれません。

そうして、自分の生活でもっと楽しいこと、もっと面白いことを探し求めることに、時間を費やせるでしょう。

いずれにしても、ある年齢になると痛みが消えることがあるというのは非常に大きな希望になります。

いまがつらくても、それが消えるときが来るかもしれないと思えれば、なんとか過ごしていくことができるはずです。

# ふらつく、しびれる

## 医者も悩む、ふらつきとしびれ

患者さんがよくうったえる症状のなかで、なかなか治療できないものがあります。その代表例が、ふらつき、しびれです。

ふらつきとしびれについてネットで調べてみると、それらに関するたくさんの病気が出てきて驚いてしまいます。なかでも怖いのは、脳卒中など脳に関係する病気でしょう。

そのため、ふらつき、しびれが出ると、怖い病気の兆候ではないかとおびえてしまうものです。しかし医師に診てもらっても、原因のはっきりしない場合が少なくないのです。

## 自覚できない筋力の衰え

まず、ふらつきについてです。歳をとってくるとふらつくことが多くなります。まさに、老いの典型的な症状とも言えます。

筋肉が減って筋力が落ちてくれば、しっかり踏ん張っていられないのでふらついてしまうのです。

しかし、筋力の衰えはなかなか自覚できません。

だから、ふらつくという症状が現れたとき、**筋力の低下だとは思うことができず、何かの病気だろうと考えてしまう**のです。

## 急なふらつきは要注意

徐々にではなく急にふらつきが出たときは、緊急性のある病気を疑う必要があります。一刻も早く医師に診てもらうべきです。

脳卒中の場合は、治療するのが早ければ早いほど、症状がよくなる可能性が高くなります。

「いつから起きたのかはっきりしない」「そういえばこのごろふらつくような気がする」といったような、発症時期も程度もあいまいな場合は、おそらく緊急の病気ではないので急ぐ必要はありません。しかし念のため、一度診察を受けたほうがいいでしょう。

ふらつくだけでなく、「しゃべりにくい」「顔や手足にしびれがある」といった症状がある場合は、やはり重篤な可能性があるので、いち早く医療機関を受診すべきです。


ふらつきはどれもはっきりとした診断ができないというのではなく、典型的な症状や経過なら病気を特定できることもあります。

ただ高齢者は、筋力の衰えから、慢性的にふらつきにさいなまれているようなものです。

そのため診断が難しく、いろいろ検査をしても何も異常がないということが多いのです。

## めまいと浮遊感

ふらつきに似た症状に「めまい」があります。

足元からふらふらしてしまうのがふらつきで、目からふらふらしてしまうのがめまいです。

おおざっぱに言ってしまえば、症状が激しく起き上がれないようなめまいであっても、数日で治ってしまう場合が多いです。

めまいには、ぐるぐる回るようなめまいと、頭を動かすとぐらっとするようなめまいがあります。

どちらも耳から来ることが多く、ぐるぐると回るようなめまいが出る場合は、治るのに数時間から半日くらいかかります。時間はかかりますが悪化することはめったにありません。とはいえ、一度くらいは耳鼻科を受診しておきましょう。

ふわふわする浮遊感に似ためまいをうったえる人も多くいます。体が宙に浮いている、足元が安定しないという感覚になるようです。

## その他の原因について

筋力の衰えでも、脳卒中でも、めまいでもない、ふらつきの原因にはどんなものがあるのでしょうか。

医学の教科書には、血圧が急に上がった場合にふらつきが起こるとあります。ですが、私の臨床経験ではそういった患者さんを診たことがありません。血圧が200近くても無症状の人のほうが多いように思います。

脊髄《せきずい》の病気、パーキンソン病、重症筋無力症や多発性筋炎などもふらつきの原因になるとされています。

しかし、こういった病気の場合、進行した病気の症状としてふらつきが現れることがあっても、その初発症状がふらつきということはまずありません。

なので、ふらつきがあるからといって、これらの病気をすぐに心配する必要はありません。

## 不安で体調がおかしくなる

ネットには、ふらつきの原因とされる病気がたくさん書かれています。

読むと、重篤な病気なのではないかと悩んでしまうものですが、それによって心気症《しんきしょう》という症状が出てしまうことがあります。

次のような感じです。

ふらつきが続き、自分は何かの病気にかかっていると心配し始める。

日常生活でもずっと不安なままで、仕事もうまくいかなくなる。

いろいろと検査を受けるようになる。

それで重篤な病気ではないと診断されても、自分は何かの病気にかかっているという不安が拭えず、ずっと悩み続けてしまう。


ふらつきを抱える患者さんには、こういった**思いこみから、本当に体調を崩してしまう方が少なくありません。**

## 筋力の衰えもあなどれない

最初にふらつきの原因として筋力の衰えをあげましたが、これも軽く見てはいけません。

具体的にはどういった症状が多いのでしょうか。よくある例を中心に箇条書きにしてみます。

◉加齢によって筋肉が減り、足の筋力の低下が起きる

◉病気で長く寝ていて筋力の回復に時間がかかるので、ふらつきが出てしまう

◉骨粗《こつそ》しょう症で脊椎《せきつい》の骨がつぶれ、背中が曲がってくると、体の重心がずれてくるので、ふらつきやすくなる

◉変形性股関節《こかんせつ》症や、変形性ひざ関節症のために脚がまっすぐ伸びない。重心がくるってくるので、バランスが悪くなって、ふらついてしまう

こういったふらつきは、完全に治療することは難しいものです。

**できることは筋力維持。それしかありません。**

歩くだけでは筋力はつかないので、スクワットのような体重をかけた運動をし

ていきましょう。治そうと考えるより、現状維持が重要なのです。

## しびれの原因

最後にしびれについてです。しびれもなかなか診断の難しい症状です。

糖尿病によって神経のしびれが出てしまうのは有名ですが、最近ではそれほど見なくなっています。糖尿病の早期治療が進んでいるせいかもしれません。

ビタミン不足でもしびれは起きます。ですが、現代のように普通にいろいろ食べられる生活ではまずビタミン不足は起きないものです。

頚椎症性脊髄症《けいついしょうせいせきずいしょう》、腰部脊柱管狭窄症《ようぶせきちゅうかんきょうさくしょう》、腰椎変性《ようついへんせい》すべり症、腰椎椎間板《ようついついかんばん》ヘルニアなど多くの脊椎疾患（整形外科の病気）でもしびれが起きます。

しびれを治すにはどうしたらいいでしょうか。

手術で回復するケースもあるので、まずは整形外科の受診です。

手足の神経の病気でもしびれが起きます。これらも手足の神経を専門に診ている整形外科や脳神経内科を受診すべきでしょう。

ふらつきやしびれは、いろいろ検査をしても異常が見つからず、薬を飲んでも変化のないことの多いやっかいな症状です。

ですが逆に言えば、命に関わる病気の可能性が低い症状とも言えます。

名医を頼って原因探しに一生懸命になるより、症状を受け入れて、人生の別の楽しみを探すほうが、症状自体も楽になるかもしれません。

# 耳が聞こえづらい

## 耳鳴りについて

耳鳴りと難聴は、ある程度の歳になってくると、どうしても避けられない症状の1つです。

まず、耳鳴りについてです。

よくある症状としては、静かなところで「ゴー、ザー、ジー」という低い音が聞こえるようになります。「キーン、ミーン」という高い音が聞こえることもあります。

特徴的なのは、いつも聞こえるわけではないことです。何かに集中しているときには気にならない一方で、静かなところではかなり大きな音で聞こえたりします。体調の変化や周囲の環境で聞こえ具合が変化するのです。一般的には、朝起きたときに、耳鳴りがひどく感じるようです。

耳鳴りのもっとも多い原因は、内耳の障害によるものです。他の原因としては、ヘッドホンやイヤホンの過剰な音量による外傷性のものや、加齢によるものなどがあります。

いずれにしても、耳鳴りを感じたらまずは、耳鼻咽喉科を受診してその原因を調べる必要があります。

## 治る耳鳴りもある

耳鳴りは、加齢にともなう症状とあきらめられてしまうことが多いため、治療できないものと思われがちです。

ですが、治療をすれば治る耳鳴りもあります。**初めから耳鳴りは治らないと決めつけず、まずはくわしい検査を受けるべき**です。

たとえば、外耳道炎、急性中耳炎などが原因の耳鳴りは、薬で改善します。滲出性中耳炎《しんしゅつせいちゅうじえん》、鼓膜穿孔《こまくせんこう》（慢性中耳炎）や耳硬化症《じこうかしょう》という病気では、手術によって改善することもあります。

耳鳴りの特殊な治療としてＴＲＴ（Tinnitus Retraining Therapy）があります。日本語では、耳鳴り順応療法と訳されています。耳鳴りはそのままで、その耳鳴りを意識させないようにするものです。

ＴＲＴにはサウンドジェネレーターという補聴器のような器械を使います。サウンドジェネレーターからは、静かな雑音が出て、普段の生活のなかで、この雑音に慣れさせていきます。手順が難しいので専門的な医療機関でないと難しい治療法です。

とはいえ、こういった治療があることを知っているだけでも救いになります。

## 難聴の種類

難聴には、その原因によって2つの種類があります。

1つは、内耳、蝸牛《かぎゅう》神経、脳の障害によって起こる難聴で、「感音性難聴」と言います。

感音性難聴には、急に難聴になってしまう突発性難聴や騒音性難聴、加齢性難聴、生まれつきの先天性難聴などがあります。急性の難聴は早く治療することで改善する可能性があります。

加齢性難聴の治療は困難ですが、補聴器によって聞こえを改善することができます。

ただ実際には、補聴器は日常で使っていくのが難しいことも多いものです。器械が小さいのでなくしてしまったり、扱いが面倒であったりして、高価な補聴器を買っても、しだいに使わなくなってしまうのです。

とくに認知症があるとうまく使いこなせません。せっかく買った補聴器がむだになるケースが結構あります。

補聴器をうまく使っていくには、周囲の環境も重要になってきます。

重度の難聴の場合は、人工内耳手術を行うことで聞こえが戻ることもあります。

外耳や中耳に問題があって音が伝わりにくくなるのが「伝音性難聴」です。慢性中耳炎や滲出性中耳炎など主に中耳の病気で起こるものです。

伝音性難聴は音を大きくすれば聞こえるようになるので、補聴器を使えば音を聞くことができます。

## 難聴と認知機能

40歳代から聴覚の衰えが始まります。75歳以上になってくると約半数が難聴に悩んでいます。

加齢による聴力の低下は、一般的に高音域から始まります。だから40歳代のうちはあまり自覚することはありません。

筋力の低下もそうですが、聴力の衰えはなかなか自覚はできません。しかし、年齢とともに、確実に高音域の聴力レベルは下がってきます。

60歳代になると、軽度難聴レベルまで聴力が低下して、聞こえが悪くなったことを自覚し始めます。

さらに70歳を超えると、ほとんどの音域の聴力が低下してきます。

加齢によって聞こえが悪くなるのは、音を感知する細胞の数が減るためです。体の衰えは結局、さまざまなところの細胞が減っていくことが原因です。耳が遠くなってしまうのもその1つなのです。

## 難聴が認知機能を悪化させることは、さまざまな研究でわかっています。

耳からの音の情報が入ってこない、つまり人の会話が聞きにくくなって、あいまいな返事をしてしまうのです。

人とのコミュニケーションの低下は、脳の衰えを進めてしまう危険があります。歳のせいとあきらめずに、できるだけ早期から補聴器などを使って会話の理解力を保っていくことが重要になります。

## 慣れるという救い

難聴も耳鳴りもやっかいな症状です。医学の教科書的には、いろいろな原因が記載されています。

前に述べたように、そのなかには治せる病気もあります。しかし、高齢になると、原因がはっきりしない場合が多く、耳鳴りや難聴に悩むことになります。

以前、私は踏み切りの遮断機から出る警報音が聞こえるところに住んでいました。初めはその音がすごく気になって、ここには住めないと思っていました。しかし、2ヶ月も経ったころには、その音が聞こえなくなったのです。決して遮断機から音がしなくなったということではなく、鳴っていてもそれをうるさいとは感じなくなったのです。

**人間の脳には、同じような刺激に慣れるという特性があります。**

普段の生活でもエアコンの音や外の車の音など、あまり気にならないものです。それは騒音から受けるストレスを回避するための仕組みとも言えます。

耳鳴りは私自身も抱えていますが、やはり慣れてしまい、今は鳴っていても、それを苦痛だとは感じません。

難聴の高齢者を診ていると、慣れが出てきて、「家族のうるさい声が聞こえなくていい」などと冗談を言う人もいます。

治らない、治せない症状にどう対応していくか。それが高齢になったときの生き方でもあるのです。

# 第2章

# 「相談しづらい悩み」の対処法

# 孤独でさみしい

## 独身男性は寿命が短い

孤独、さみしさといったものは心の問題であるため、体の健康とは切り離されて扱われがちですが、寿命にも大きく関係しています。

独身男性というと、どのようなイメージを持つでしょうか。残念なことに、「孤独でさみしそう」という印象を持たれることが多いようですが、そんな独身男性と寿命の関係を示す衝撃的なデータがあります。

２０２０年人口動態調査から、独身研究家の荒川和久さんが作成したデータによると、未婚男性の死亡年齢の中央値は67・２歳だそうです。配偶者がいる男性の死亡年齢の中央値は81・6歳ということなので、独身男性はなんと14年以上も早く亡くなってしまうことになります。

孤独の恐ろしさが感じられるショッキングな結果ですが、じつは独身者が短命になってしまうのは男性だけで、独身者の女性はその限りではないとも言われています。

これは、女性が家族以外にも社会的なつながりをつくるのがうまいことが関係しているようです。

## 孤独は万病のもと

男女関係なく孤独が寿命を縮めることを証明する別のデータもあります。

アメリカ、ブリガムヤング大学のジュリアン・ホルトランスタッド教授らによれば、社会的なつながりを持つ人は、持たない人に比べて、早期死亡リスクが50％低下したそうです。

加えて、孤独には認知症リスクがあることも報告されています。

オランダのある機関の調査によれば、1人暮らしのグループは、そうでないグループと比べて、認知症発症率が1・66倍。未婚または早々に離婚したグループも認知症の発症率が1・74倍も高くなるとのことでした。

## 孤独も悪くない

しかし実際には、独居で生活されているお年寄りは少なくありません。私も外来でそうしたお年寄りをたくさん診ています。

超高齢化と医療技術の進歩が相まって、家族が先に亡くなられたあと、1人で長く生きていくというケースが増えているのでしょう。だれもが1人で暮らさなければいけない状況に陥る可能性があり、他人事ではないと感じます。

しかし、私はそれを悪いことだと思っていません。「孤独な状態」と「孤独感」は別だと考えているのです。

人と接する時間が多くても孤独を感じている人もいますし、逆に1人暮らしで配偶者を失っても、孤独を感じないで生き生きとしている人もいます。

独居はいけない、1人住まいはさみしい、ということはないのです。**孤独と感じる心の問題**なのです。

とはいえ、どうやら日本人は孤独を感じやすい民族のようです。

というのも、一説には、**日本人の8割は疎外感や不安を感じやすい遺伝子を持っている**と言われています。

いま、日本の都会では他人とのつながりが稀薄になっていますが、そうなってしまったのは、人と関わるのが苦手な日本人の特性が影響しているのかもしれません。

## 孤独とどう付きあうか

では、どうやって孤独と付きあっていくべきなのでしょうか。

それをするためにはまず、自分の孤独感の原因と向きあい、それがなんなのか、しっかりと理解する必要があります。

孤独感を客観的に見るのです。孤独を感じる原因がわかれば、解決策を見つけられます。解決できるものだと認識できればぐっと心は軽くなるはずです。

また、米シカゴ大学のルイス・ホークリー博士は、孤独は自然な感情であるから、受け入れ、自然に過ぎ去るものと考えることが大切だとしています。

孤独にさいなまれたときの具体的な行動として、人に会う、共感できる団体のボランティア活動、ガーデニング、ポジティブな日記を書くことなどをすすめています。SNSなどから一時的に遠ざかるのもいいようです。

時には心療内科を受診することも悪くないでしょう。

友人、周囲の知りあいなどが助けてくれることもあります。他人からの支援を素直に受け入れることも重要でしょう。


これは私自身の経験から来る話ですが、医師も孤独なものです。

医師は、社会的地位が高く人からちやほやされているという、勝手な先入観を持たれているためか、孤独とは無縁だと思われることが多いです。

ですが、医師の友人たちを見ても、仕事ばかりやっていて、オフのときは1人のことが多く、皆、孤独なのです。

それでも孤独をストレスに感じなさそうな人が多いのは、医師という仕事にプレッシャーがあるためか、孤独がある種の息抜きになっているのかもしれません。

いずれにしても、そうした孤独に慣れた身からアドバイスさせてもらうとすれば、孤独から脱出するには、少し無理をしてでも、自分から人と関わらないといけないということです。

しかし、それもなかなか難しいなら、いままでやっていなかったことをやってみるのはどうでしょう。

◉入ったことのないレストランへ行く
◉読んだことのない作家の本を読む
◉あまり交流のない友人にメールする

ほんの少し行動を変えることで、見えてくるものが違ってきます。そうすれば、孤独が消えるきっかけがつかめるかもしれません。

内側に向かう意識を外に向ける、それだけで違ってくるのです。

# 夫婦仲が悪い

## 仲良し老夫婦は幻想？

私の診療所には、高齢のご夫婦がたくさん通ってきます。そんな患者さんからよく耳にするのは、

「旦那とは合わないね」

「俺の話をなんでも否定するんだから」

といった愚痴です。

一見仲のいい夫婦に見えても、いまだに「合わない」という言葉を聞くと、夫婦円満の難しさを感じます。年齢を重ねれば人間ができてきて、相手を受け入れられるようになると思いがちですが、実際は逆のようです。

高齢になればなるほど相手の意見を受け入れられなくなってしまうのには、理由があります。

新婚のころであれば許せた相手の言葉や態度が、結婚して数年経つとなぜか許せなくなってしまう、というのはよく聞く話ですが、関係が落ち着いているはずの熟年夫婦でもそれは起こります。

ついこの間まで「いいね」と同意されていたことが、何を言っても否定されるようになった、といったことが起きるのです。

これは、歳をとるほどその人の本来の性格が強く出るようになってしまうためです。

遺伝子の影響は、子どものときほど強く出るように思ってしまいますが、子どものときは「親」という環境要因が大きく影響して本来の性格は出てきにくいのです。

逆に、高齢者になってさまざまな制約がなくなってくると、その人本来の遺伝的な要素が強く出てきます。理性的な部分の抑制が利かなくなるというのもあり、その人の本来の性格が強く出てきてしまうのです。

歳とともに、以前はやさしかった人が怒りっぽくなり、否定などしない人が何を言っても否定してくるようになるというのは、じつはよくあることなのです。

それに加えて、この「否定する」というのは、じつは人間が本来持っているリスクを管理する本能のようなものでもあります。

新しいことには危険がともなうため、自分を守るために、まずは否定から入ってしまうのです。

相手が何を言っても否定してくるようになったなら、その人本来の性格が出てきているのかもしれませんし、高齢になってリスクを下げるために、まずは否定しているのかもしれません。

「新車を買おうと思う」と旦那さんが言っても、奥さんに「いまさら新車などもったいない、どうせぶつけてしまうでしょ」というような、キツい言い方で否定されてしまうわけです。

## 否定から同意へ

新車の例で言えば、「最新の車は安全装置があって、暴走しないようになっている」と説明することで相手の理解が得られ、否定から同意に変わってくれることもあります。

相手は、ただ感情的になって否定しているわけではなく、心配や不安から否定しているだけということも多いのです。

なので、否定されたことでカッとなってはいけません。なぜ相手が否定するのか考えてみましょう。逆に、否定に対して怒りで反応すれば、同意を得られることは少ないでしょう。

ただし、こうしたすれ違いから対立状態になってしまうことは、高齢になればなるほど起きやすくなってきます。

これは先ほども書きましたが、新しいことに対する理解力が低下しているためです。

また、新しい情報に触れる機会がそもそも少ないことが根底にあると言えます。だれでも知らないことには不安を抱くものです。

では、どうすればいいのでしょうか。

会話をする相手が夫婦だけではなく、たとえばお子さんでもいれば、いろいろな情報を手に入れることができます。触れる情報が多ければ、新しいことに対しても寛容になれるのです。

子どもや孫との交流は、老夫婦の孤立を防いでくれるだけではありません。情報に触れさせてもらえるという意味でも、重要な意味を持ってくるわけです。

スマホを買うことはできても、ちょっとした使い方がわからないときはあるでしょう。そんなときでも、子どもたちと接点を持っていれば簡単に解決できるはずです。

こうしたささいな交流が、老夫婦の対立を防ぎ、脳の衰えを防ぐ可能性があるのです。

## 家族が認知症になったら

夫婦のどちらかの認知機能が低下してくるという状況は、決してめずらしいことではありません。

そうなった場合、相手を否定するということが多々起きてきます。こうなってくるとますます夫婦間の会話は難しくなってきます。それは家族にとって大きな問題となります。

認知症の患者さんを抱えたとき、多くの家族は本人をなんとか説得して、理解させようとします。何度言っても間違えたりできなかったりすると、どうしても大声で怒ってしまうものです。

しかし、認知症の患者さんは、なぜそう言われるのか理解できません。ガスコンロに電動湯沸かし器のポットを直接置いてしまい火事になりかけた、というようなことが起きます。

どうしてそんなことをしたのかと、家族は怒ってしまいますが、本人は家族を思って早くお湯を沸かしておこうと思ったかもしれません。電動湯沸かし器とやかんの区別がつかなくなっているので、自分が正しいことをしているのに怒られたと思い、患者さんはかえって混乱してしまうのです。

また何度同じことを言っても憶えていないことも、家族をいらつかせるものです。認知症の患者さんの不合理な行動や発言を、家族が聞き流せるようになるには1年以上かかります。

ですが、家族が聞き流せる余裕を持てるようになると、不思議なことに、患者さんの認知症の症状も落ち着いてくるのです。いつも否定ばかりされていたのが怒られなくなったというのは、本人にとっては非常に快適な環境になったと思えるのでしょう。

## 普段も使える聞き流しの術

「聞き流しの極意」は、認知症の家族を抱えたケースだけに限りません。

たとえば、自分の意見を否定されたときにも応用できます。

相手のネガティブなパワーをさらりとかわすのです。

「そうだね」「いいんじゃない」「そうそう」と同意することは、相手にとって非常にうれしいものです。

さらに「ほめる」ことができれば、認知症の患者さんであろうと、家族であろうとすごくうれしいことであり、脳にとってもプラスに働きます。

否定する、怒るといったネガティブな感情は脳にストレスをかけるので、できるだけ避けるべきです。

聞き流しの極意に、さらに相手をほめる力があれば、高齢になっても、たとえ相手が認知症になっても、平静でいられます。聞き流して、ほめることで、自分の脳自体が活性化します。もちろん相手にもいい影響が出てきます。

否定してくる相手を「ほめて」かわす。

これが、最上級者の会話術なのです。

# 体によいと聞くと、つい買ってしまう

## 健康食品とは何か

患者さんから、「先生、テレビでやっているあの健康食品、効くんですかね」というような質問をよく受けます。

健康食品というのは、普通の食品とどこが違うのでしょうか。定義のあいまいさ、あるいはその許認可の問題のわかりにくさもあり、健康食品は一般的には理解しにくいのです。そこがある意味狙い目のようになって、健康食品は体によいというイメージが漠然と作られています。

健康食品には、法律上の定義はありません。医薬品以外で口から摂取される、健康に役立つ食品全般のことを言います。

健康食品と並んでよく耳にするものにサプリメントがありますが、このサプリメントは、健康食品に分類される食品に過ぎません。

言ってしまえば、健康の維持・増進に役立つ特定の成分を濃縮し、錠剤やカプセルにしたものなのです。

つまり、**サプリメントは、「薬の形をした」健康食品**というわけです。

健康食品に関係する国の制度としては、国が定めた安全性や有効性に関する基準等を示した保健機能食品制度というものがあります。それにより健康食品は、「栄養機能食品」「特定保健用食品（トクホ）」および、「機能性表示食品」に分類されます。

栄養機能食品は、ビタミンやミネラルなど食品に含まれている栄養素を表示し、不足しがちな栄養素の補給ができることをうたった食品です。

特定保健用食品（トクホ）は、「コレステロールが高めの方に」「血圧が高めの方に」など、特定の効果を表示して販売される食品です。表示の許可には、食品ごとに有効性や安全性について国の審査を受ける必要があります。

機能性表示食品は、トクホ同様に食品の効果を表示することができますが、トクホとは異なり国が審査を行わず、事業者の責任で表示を行います。

この3つの食品の分類では、トクホが一番厳しい審査があります。

こうしてわざわざ説明すれば、その違いはなんとなくわかっていただけたかもしれませんが、この基準は非常にわかりにくくなっています。

一般の人が、この3つの食品の分類を意識することは難しいのではないでしょうか。

## 私たちの中にある科学的でない心

冒頭で、外来で患者さんから「この健康食品、効きますか」というような質問を受けるという話をしましたが、医薬品を扱う医師が「効く／効かない」を断言するのは無理があります。

いくらトクホに審査があると言っても、医薬品のような非常に大変な時間とお金のかかる臨床試験をして有効性を認可されたものとはまったく違うからです。しかし、そのことをいくら説明しても、なかなか患者さんには理解できないものです。

その一方で、テレビでタレントが「健康食品で痛みがとれた」「サプリで体脂肪が落ちた」と言えば、それを鵜呑《うの》みにしてしまいます。

科学とはだれがやっても同じ結果が出るものです。再現性と言いますが、どこかで新しい研究成果が出て、それが世界的に認められるには、他の研究機関が実験して同じ結果を得られなければいけません。医薬品であれば、適正に使用すれば、だれが使ってもその効果が出るのです。

その点、健康食品では必ずと言っていいほど、「これは個人の意見です」というようなことわり書きが表示されています。

つまり、人によって効果は違いますよということです。逆に言えば、それだけ信頼できないといえるでしょう。

私たちは世の中のことすべてを、科学的に見ているわけではありません。見ず知らずの人が言ったことは疑ってかかったにもかかわらず、親友の言ったことはすぐに信じてしまう。権威のない人間が言ったことには首をかしげていたのに、同じことを大学の教授が言えば正しいと思ってしまう。そんなものなのです。

テレビ通販などで健康食品の効果を保証してくれるタレントも、特別な医学の知識があるとは限りません。

それにもかかわらず、多くの人が信じてしまいます。出演料をもらい、台本どおりにしゃべっているとしても、テレビを見る側はわかりません。知っているタレントの本音と思ってしまいやすいわけです。

## 信じたほうが効く

とはいえ、簡単に信じることは決して悪いとは言いきれません。

患者さんから「この健康食品、効きますか」と聞かれたとき、私は「それはあなたが信じて飲めば効くかもしれませんし、信じなければ効果もないでしょう」というような返事をします。

「偽薬効果《プラセボ》」というものがあります。

これは、たとえ小麦粉であっても、信頼している医師が「これはすごく効く薬だから」と言って飲ませれば、痛みが取れたりする現象のことです。ちなみに、パーキンソン病はプラセボ効果が出やすい病気で、40%くらいプラセボ効果が出る場合もあります。

プラセボがなぜ効くのかは完全には解明されていません。推測されるのは、「期待効果」だと言われています。

つまり、この薬を飲めば効くはずだと期待を持って服用すると、実際に効果が出てよくなっていくのです。

だから健康食品も、これは効くだろうなと思って期待して食べれば、実際に効くことはありえます。怪しいなあと思いながら食べるのでは効果は期待できません。

そういう意味では、簡単に信じることができる人はなんらかの効果が出てくるはずです。

科学がすべてではありませんし、医者が行っている医療行為も科学的にはあいまいなところはたくさんあります。

**信じられる人のほうが治りはよくなる。**

そのことを理解しているのであれば、健康食品やサプリを摂取してみるのは悪いことではないのかもしれません。

# もの忘れが増えてきた

## もの忘れが増える＝認知症の始まり？

「最近、もの忘れがひどくなってきたかもしれない」

そう気になりだすと、ついに認知症の始まりか……と心配になってしまうものです。

しかし、若いときでも、重要な事柄を忘れてしまったことはだれしもあるでしょう。何度憶えようとしても記憶から抜け落ちてしまった経験も、一度や二度ではないはずです。

認知症の前ぶれなのか、それとも心配しすぎなのか。もの忘れが目立ってきたとき、どう考えればいいのでしょうか。

## 記憶の原則

一度本を読んだだけで、その本の内容をすべて憶えてしまう人もいれば、何度読んでも記憶できない人もいます。

受験などでは、記憶力がいいほうが有利だと思うでしょう。

しかし、いくら記憶力がよくても、日常生活のすべてを記憶していけば、さすがに脳の記憶容量を超えてしまい、何も記憶できなくなってしまいます。

また、つらい記憶がいつまでも鮮明であれば、それはかえってストレスになるでしょう。

つまり記憶は、憶えることも重要ですが、それと同じくらい、忘れることも重要な仕組みというわけです。だから、脳の中では常に記憶すべき内容の取捨選択が行われています。そこに、「記憶の原則」があります。

次の４つです。

1. 感情を動かされたことは、すぐに記憶できます。映画を観て感動すれば、その映画のことを忘れることはありません。そこには記憶する努力はいりません。

2. 興味のないことは、記憶しにくいのです。いまやっている勉強や仕事が「面白い」と思えれば、簡単に記憶できます。逆に「やりたくない」「面倒だな」と思っていると、何度やっても憶えられません。好きなことなら簡単に憶えてしまう一方で、関心のないことがちっとも頭に入っていかないのはこういうわけです。

3. 意味のないことは、記憶できません。数字の羅列だと8桁《けた》くらいが限界です。それ以上は語呂《ごろ》合わせでないと記憶できません。ただ個人差があり、12桁でも一瞬で憶えることができる人がいます。これは脳の個性（才能）とも言えます。

4．繰り返しやった動作は記憶できます。これはスポーツをやるときに必要になります。ゴルフのスイングを記憶するには、ひたすら打つ練習をするしかありません。繰り返すことで動作が忘れない記憶になっていきます。

このような記憶の原則があり、人は、普段無意識のうちに、憶えたり、忘れたりしていくのです。

## もの忘れの種類

記憶の原則からすれば、もの忘れが多くなってきたとしても、歳をとって興味のないことが増えただけにすぎない、とも考えられるでしょう。なので、何かを忘れてしまったり、人の名前が出てこなかったりしても、すぐに病気を疑う必要はありません。

とはいえ、やはり心配になるほどもの忘れの頻度が多くなったと感じるのならば、どう考えるのがよいでしょうか。いったん、次の2つのようにとらえておきましょう。

1．年齢的な変化

脳は年齢とともに衰えていきます。新しいことを憶えるにも時間がかかってきます。

いまさっきのことを忘れてしまうという程度では年齢的なものと考えますが、これが年齢的なものか、病気の始まりなのかは、結局、経過を見ていかないとわからないのです。

2．認知症と正常の間

軽度のもの忘れ――つまり、何度も同じことを聞いたり、いまさっきのことを忘れてしまうという症状が続くけれども、日常生活には支障がないということであれば、正常と認知症の間の、「軽度認知障害」ということになります。

軽度認知障害は何年経過しても、あまり変化のない人のほうが多く、歳をとって記憶力が悪くなったという程度です。年間、軽度認知症の1割前後の人が認知症に移行していく一方で、逆に正常に戻る割合が4割前後もあるのが特徴です。なので、過度に心配する必要はありません。

実際に私の外来に来ている患者さんでも、軽度認知症と診断して、10年経過していますがまったく変化のない人もいます。

## 記憶力を鍛えることはできるか

ではやや視点を変えますが、記憶力を鍛えることで、もの忘れに対抗することはできるのでしょうか。

結論から言えば、記憶力は鍛えることができません。

記憶力自体は持って生まれた才能であり、異常に記憶力のいい人、つまり受験勉強に有利な人と、普通の記憶力の人との差は、いくら努力をしても基本的には埋まりません。

記憶するのが苦手な人は、記憶力のいい人が1回で憶えてしまうことを、10回やって憶えていくしかないのです。

## もの忘れが多くなったらやるべきこと

もの忘れがひどくなってもそれが認知症だからとは限りません。まずそこを理解しましょう。

また仮に認知症だとしても、いろいろな段階があり、すべてがアルツハイマー型認知症ではありませんし、治る可能性もあります。

だから、まずは医師に診てもらうことです。

受診する診療科は、脳神経内科、老年科、もの忘れ外来、精神科などです。

すぐに病院に行かなくとも、普段かかっている医師のところで、認知症のテストをしてもらえれば大丈夫です。

アルツハイマー型の認知症と診断されたら、残念ながら、よくなることはありません。進行していきます。

だからこそ、軽度認知症のレベルで踏みとどまることが重要です。

それには、**普段から脳にいい生活していくしかありません。**

重要なのは、生活習慣病の治療です。高血圧症、糖尿病、脂質異常症は認知症のリスクです。これらの病気をしっかり治療していくことが大切です。

喫煙、飲酒はやはり脳の健康には不利になります。思いきって禁煙、禁酒してみましょう。

体を動かすことでも脳は活性化できます。定期的な運動というと面倒で続かなくなるので、日常生活のなかで立っている時間を増やすだけでも脳を刺激できます。

さらに新しいことへの挑戦が脳を元気にします。新しいことと言っても人によってレベルが違います。

ピアノを弾ける人なら、新曲やコンサートに挑戦すべきでしょうし、ピアノが弾けない人は自分流でいいので、ピアノを弾けるように挑戦するのもいいでしょう。

大切なことは、自分に合った目標を立てて、続けていくことです。

もの忘れは年齢のせいにしがちですが、日常生活に刺激がなくなってきた結果でもあるのです。

もの忘れが気になり始めたら、少し刺激を求めた生き方に切り替えることで、現状維持は可能です。あきらめるのはまだ早いのです。

# 目がかすむ

## 目のかすみは放置しない

年齢とともに目がかすんで見えない、ということがよく起きるようになります。スマホで文章を読んでいると、ひらがなの「ば」なのか「ぱ」なのか、判断できない。爪を切ろうとして、爪の先がよく見えない。そうしたことが増えてくるのです。

目のかすみが頻繁に起きるようになると、歳をとってきたのを実感するだけでなく、「目の病気なのかも……」と心配になります。

実際、目がかすむ原因は老化だけではありません。治せるものも多く、早く治療が必要なものがありますので、ちゃんと原因を調べる必要があります。

## 人間にとって目は特別

脳には、五感からいろいろな情報が入ってきます。なかでも、目を通して入ってくる「視覚からの情報」は重要なものです。というのも、視覚が人間の感覚のなかでもっとも発達した感覚だからです。

多くの動物は嗅覚で仲間を識別しますが、人間のように複雑な社会のなかで生活していく場合は、嗅覚はそれほど頼りになりません。

たとえば、毎日生活をともにしている家族を「本当に昨日の人と同じ人なのだろうか」と疑い、1人ひとり匂いを嗅いでチェックしていては、生活に支障が出るでしょう。

その分、人間は視覚が発達しています。人間の顔の識別能力は非常に発達しているので、目で見ただけで瞬時にだれがだれだか判断できます。

このように、人間にとって視覚は重要なのですが、だからこそ目がかすんでくるとそれだけで生活がままならなくなります。

さらに**脳に十分な情報が入ってこないことになり、脳の老化を早めてしまう**ことになりかねません。

## 目がかすむ主な原因

では、目がかすむ原因について、代表的なものから触れていきましょう。

### 1．白内障

眼球でレンズの役目をしている水晶体が濁《にご》るのが、白内障です。

50代の約半数、60代の7～8割、70代の8～9割、80代以上になるとほぼ全員に白内障が見られます。歳とともに白内障になる危険性は増え、毎年100万人以上が手術を受けています。

なぜ白内障になるのか、じつははっきりとわかっていません。

治療するには、初期の段階では目薬など使いますが、なかなか効果は期待できません。結局、手術するしか治療する方法はないようです。

なお、白内障が進行すると、水晶体が石のように硬くなり、手術さえ難しくなります。手術をする必要があるならば、あまり進行する前にしたほうがいいでしょう。

2．緑内障

緑内障は、眼球の後ろにある視神経が障害を受ける病気です。

症状としては、気づかないうちに視野の一部が失われ、さらに症状が進行していくと見えない範囲が広がっていきます。

一般的には、眼圧（眼球の硬さ）が高いと緑内障になりやすいとされていますが、眼圧が正常なまま発症する、正常眼圧緑内障も少なくありません。

視野検査をすれば診断することができますが、視野が欠けたことは自分では認識しづらいため、早期発見は難しいとされています。

白内障と同じように、はっきりとした原因はわかっていません。

治療は、点眼薬で眼圧を下げていくのが主になります。

3．糖尿病網膜症

糖尿病は、細い血管に影響が出る病気です。

眼球の網膜は高血糖の影響を受けやすい箇所で、糖尿病によって視力が低下した人の眼底を調べてみると、網膜の血管がダメージを受けていることがわかります。

治療の際は、目の治療と並行して、糖尿病自体を治すことになります。

## 4. 老眼

年齢とともに、目のピントを素早く合わせられなくなってきます。近いところが見にくくなってくるというのが、老眼の症状です。これは早い人では30歳、40歳ごろから出てきます。

手元が見にくくなって、目のかすみという自覚症状が現れます。無理をして近くを見ていると、肩こりの原因になったりします。また、眉間にシワを寄せて見ることになり、老け顔でけわしい顔つきになって印象が悪くなることもあるようです。

### 目はリカバリーできる

老眼は、ある年齢になればだれでも必ず起きてくる症状です。

老眼鏡をかけるのは老いを認めることになるためか、嫌がる人が非常に多いですが、かければ日常生活を送るのに問題ないレベルに補正できます。

白内障は、手術でほとんどよくなります。問題は手術の踏んぎりがつかないことで、多くの患者さんは医師に説得されて仕方なく手術を受けるようです。ですが、手術さえしてしまえば、日常生活は問題なく過ごせるようになります。

五感は年齢とともに、すべての機能が低下していきます。

耳の聞こえは悪くなります。しかしそれを補聴器で補うのは、簡単ではありません。手術で治すことも難しい場合が多いです。

その点、目のトラブルの多くは手術や眼鏡によって改善できます。視力は五感のなかで、唯一リカバリーできる感覚と言えるかもしれません。

## 目の衰えは老いに気づくきっかけ

普段私たちは、臓器の存在を意識しないものです。

お腹が痛くなって、初めて胃や腸の存在に気がつきます。見えて当たり前の状態だったときは意識しなかったが、しだいに見にくくなってくれば、やはり目の存在に気がつきます。

当たり前のことですが、それくらい健康であるときは、体の臓器や感覚器を意識しないものです。老化が始まる時期というのは、そういった自分の体の臓器、感覚器の存在を知る時期とも言えます。

人は病気になるまで、健康であることに感謝しません。当たり前の状況は、じつは非常に幸運だったと病気になって気がつくのです。

## 比較的若い時期から衰える目は、老いに気づくきっかけを、我々に与えてくれます。

目の衰えを肯定的にとらえることができると、そのあとに起きてくるさまざまな老化現象にも否定的にならずに、楽観的に受け入れて過ごせるようになるのです。

不調を抱える患者さんの多くは、医師に「これは治りますよ」とはっきり言ってもらいたいのですが、なかなか医師ははっきり言いません。

しかし、目は「治りますよ」と言いきれる症状が多い器官です。老いを自覚する入門には、ちょうどいいのです。

# 医者が話を聞いてくれない

## 医者がいらない時代が来る？

ＡＩ（人工知能）が進歩すれば、ＡＩに症状を伝えるだけで病気の診断をしてくれるようになるでしょう。

もちろん、現段階では正確な診断を行うにはまだまだいろいろな問題がありま す。ですが、近い将来、実現するのは間違いありません。

人型ロボットが病気を診断し、自販機のようなものから薬が出てくる。ＳＦの作品で、そんなシーンを目にした人も多いのではないでしょうか。

医療の未来がどうなるのかいろいろ予測されていますが、さしあたっては、Ａ

Iが診断のアシスタントになるでしょう。

いずれ医師よりも頼りになるようになり、医師は不要になってしまうのでは？　そんな意見も聞かれたりします。

しかし、患者さんは診断や治療だけを求めて、病院に来ているわけではありません。

患者さんが医師と人として向きあう。この**人間対人間という部分は、いくらAIが進歩しても代替することはできません**。そのため医師という職業は、まだ残っていくだろうと言われています。

## なぜ医師は患者の話を聞かないか

その一方で、患者さんとコミュニケーションをとらない、患者の話をろくに聞かない診療の仕方も増えているようです。

そうした診療の仕方が増えた背景について、私なりに考えてみます。

## 1．診察室のパソコンが会話を減らした

私の診療所に診察に来た患者さんから「別の病院の先生なんですが、パソコンの画面ばかり見て、話を聞いてくれないんですよ」という愚痴を聞いたことがあります。

この患者さんが言うように、最近の病院の医師が話を聞かない、患者の顔を見ないのは、「パソコンに入力する時間を取られている」ことが原因の1つだと思っています。

パソコンを使うようになり、カルテの管理が便利になりました。しかしそれで、パソコンの画面ばかりを見て、患者さんを見ずにその声に耳を傾けなくなってしまっては本末転倒もいいところです。

大昔の話ですが、大学病院の教授の外来診療では、教授の会話をカルテに記入するために、シュライベンと呼ばれる若い医師がそばにいました。だから教授は患者さんと話をするだけで、カルテの記入はしなかったのです。

アナログ世界の極みのような状況で非効率のように感じますが、患者からすればそのほうがずっとよかったかもしれません。

そばにいる若手の医師は一言一句もらさないようにカルテに記入していましたから大変だったと思いますが、教授は診療に集中でき、余裕が持てたはずです。

電子カルテをパソコンで管理するようになって、シュライベンのような人員は必要なくなりました。ですが、データ入力・管理の負担が膨大に増えてしまいました。結果として、診療の際に患者さんの顔を見向きもしない医師を生んでしまったのです。

これは、合理化によって生まれた弊害のように思います。

なお、最近ではこの弊害をなくすために、シュライバーと呼ばれるカルテの記入をする医療秘書をつけるところもあるようです。

いずれにしても、患者さんは単に病気の診断と治療を受けに来ているわけではないのです。

患者さんは症状を抱えると同時に、不安も抱えています。

その不安に寄り添うことが、医師に求められている役割だと感じています。

## 2．専門以外のことは何もしない

いまの医師の方向性として、専門性が強くなっています。

大学病院内で医師として生き残るには、どうしても専門性が必要になるから、仕方ないのでしょうが、専門性が強くなるあまり、患者さんの一部の症状しか診なくなっているようです。

たとえば心臓だけをとってみても、内科では心臓そのものは診ず、不整脈だけを診るというように、さらに専門化・細分化は進んでいます。

分業化という意味ではいいのですが、自分の専門以外はまったく興味がなく、結果として患者さんのことをないがしろにした診療が横行しているようです。

開業医でもその延長上のようなことが起きています。

一般内科医であっても血圧を測らない医師もいます。血圧は自動血圧計で測ればいいから、というわけです。

息苦しいとうったえても、聴診もしないのです。これはレントゲンを撮ったほうが早いと考えているためです。聴診では正確に診断できないから、すぐに心臓の超音波をやればいいと言う専門医もいます。

しかし患者さんの立場に立ってみれば、医師に直接診察をしてもらい、安心したいという思いはあるでしょう。

このように、医師と患者のコミュニケーションがますます減ってしまっています。自分の専門以外の病気は興味がないからと、患者さんのいろいろなうったえを聞かなくなっているのです。

3．10年めくらいの医師は避ける？

医師が患者さんの話を聞かなくなった理由を2つあげましたが、それらよりももっとも重要なのは、結局は医師個人の性格の問題ではないかと思います。
専門性が高まっても、耳を傾けることができる医師はちゃんといます。患者さんの言葉に耳を傾けるのは、医師の基本中の基本なのです。

ですが、医師になり自信ができ始める10年くらい経ったときが、最も危険な時期かもしれません。というのも、なんでも診断できるような気がしてくるからです。

そして30年くらい医師を続けてくると、ようやく医学の本当の難しさがわかってきて、むしろ謙虚になってくるものです。

だから、話を聞いてくれない医師が若ければ、ベテランの医師に乗り換えることも選択肢の1つでしょう。

## 医師を換えることを躊躇《ちゅうちょ》しない

長年通院している医院から別の医院に換えたり、他の病院にかかったりすることに、患者さんは意外なほど抵抗があるようです。長年世話になっていると、不満があっても我慢しがちです。

しかし、「納得がいかない」「話を聞いてくれない」なら、医師や医院を換えるべきです。

医師は、いつも来ていた患者さんがしばらく来ないと心配にはなりますが、他の医院へ行ったとしても、それほど気にはしません。何か不満があったのだろうと推測はしますが、それだけのことです。

義理を感じてなかなか他の医師にかかれないという患者さんは、本当に多いのですが、自分が納得する医療を受けたいのであれば、そこは決断すべきことでしょう。

紹介状がなくとも、いま飲んでいる薬がわかれば、他の医師にかかってもそれほど問題ではないのです。

最終的には、医師と患者は相性です。名医を探す必要はありません。**自分に親身になってくれる、気の合う医師を探す**のです。

そのことが、結局は病気の早期発見や、有効な治療法を見つけることになります。

# 夜、トイレの回数が多い

## 夜、トイレのために目覚める

歳とともに増える悩みごとの1つに、夜間のトイレの多さがあります。夜、1回か2回起きてトイレに行くのはなんとか我慢できますが、3回4回になってくると眠れませんし、翌日にも影響してきます。

夜間のトイレの回数が増えるのは、意外なことも影響していて、じつは医師でも気づけないこともあるのです。

とはいえ、もし夜間頻尿の自覚が少しでもあるなら、真剣に考えておく必要があります。大病のシグナルになっている可能性もありますし、その原因によっては治すことができるからです。

それでは、夜間頻尿の原因についてそれぞれ見ていきましょう。

## 1. 寝る前の1杯の水

脳卒中や脱水症状の予防のために、「寝る前の1杯の水は体にいい」と思っている人は多いようです。しかし、寝る前に水を飲むことで脳卒中の予防になるという事実はなく、あくまでも気分的なもののようです。

逆に夜間頻尿という視点からすると、寝る前に水を飲む習慣は、頻尿の直接の原因につながります。

単純なことですが、必要以上の水分摂取を控えるのは大切です。

## 2. 降圧薬

これは、内科医でも見落としている場合が多い原因です。

血圧を下げるために処方される降圧薬としてよく使われているのはカルシウム拮抗薬《きっこうやく》なのですが、夜間頻尿を引き起こします。

カルシウム拮抗薬を飲んでいる場合、下肢にむくみが出ることがあると言われています。そうした状態で横になると、むくみとして脚にたまっていた水分が心臓に戻ってくるので、夜間頻尿の原因になるというわけです。

またカルシウム拮抗薬は、それ自体が腎臓の血流量を増やすということもあり、これもまた夜間頻尿の原因となります。

3．糖尿病の治療薬

最近糖尿病の治療薬として、ＳＧＬＴ２阻害薬が使われるようになりました。

この薬は尿中に糖分を排泄《はいせつ》して血糖値を下げようとする薬です。この効能によって多尿がもたらされ、夜間頻尿の原因となります。

ます。

## 4．高血圧症と心不全

高血圧症の方の体内では、塩分を排泄しようという働きが機能しています。結果として尿量を増やして塩分を排出しようとするので、夜間頻尿につながります。

前述したように降圧剤も種類によっては夜間頻尿になるので、高血圧症の方で夜間頻尿に悩まされている方の場合は、その症状自体と薬の効果という2つの要素が関係している場合もあります。

心不全の場合、日中は脚に水がたまってしまい、むくみとなっています。夜、横になると水分は心臓に集まってきて、この水を排出するために夜間頻尿となってしまうわけです。

心不全は、その予兆が早期発見できない病気と言われていますが、この夜間頻尿が心不全に気づくための数少ないシグナルとされています。

5. 不眠症

眠れないというだけで夜間にトイレに立つ回数が増えてしまうことがあります。ちょっとした尿意で目が覚めてしまい、それが不眠の原因となっているというわけです。

なので、睡眠薬をきちんと飲むことで、夜間頻尿が治る場合もあります。

6. 意外な食生活の影響

体にいいからと野菜をたくさん食べていると、その野菜の水分の影響で夜間頻尿になってしまうこともあります。

野菜の摂取と夜間頻尿を結びつけて考えることはほぼないので、よほど医師とコミュニケーションがとれていなければ、なかなか気がつかないものです。

## 夜間頻尿は大けがのもと

尿意のために夜中に起きると、暗いなか寝起きのおぼつかない足どりでトイレまで歩くことになります。

ですが、**それで転倒して骨折してしまう事故というのは、意外なほど多い**のです。

大腿骨《だいたいこつ》を折ってしまうとしばらく寝たきりになり、そのまま運動機能も落ちてしまいます。高齢者ではよくあることですが、その多くにじつは夜間頻尿が関係しているのです。

それ以外にも、夜間頻尿はさまざまな病気・事故と関係が深い症状だと言われています。一般には、前立腺肥大、肥満、睡眠時無呼吸症候群などと関係があることが知られています。

いずれにしても、夜間頻尿は、単に尿意が近くなったわけではなく、さまざまな病気が原因になっている可能性があります。さらにその病気は、泌尿器科だけでなく、内科系の領域にも関係してきます。

とはいえ、重くとらえすぎる必要はありません。

夜中にトイレに行くとちょうどいい運動になる、そう思うくらいのおおらかさで、この症状と付きあっていくのがよいでしょう。

# のどに違和感がある

## のどの違和感は病気探しの入り口

体が健康なときには、体のどこか特定の部位を意識することはありません。胃が痛くなって初めて胃の存在が気になる、繰り返し書いてきましたが、そういうものなのです。

しかし、一度意識しだすと、気になる部位が痛みのある箇所だけにとどまらなくなってしまうというのもよくあることです。

いつもと違う感覚が体のどこかにあり、何かの病気ではないかと気になり始める。そうなると、関係のない他の体の部分の違和感も、病気のせいではないかと心配になってしまうのです。
いわゆる「病気探し」はそんなことから始まります。
**のどというのは、ちょっとした違和感に気づきやすい部位です。**その
ため、止まらない病気探しの入り口になりやすいとも言えます。

## 突然訪れるのどの違和感

心気症という病気を前に紹介しましたが、それに似た咽喉頭異常感症《いんこうとういじょうかんしょう》という
病気について解説します。
多くの場合、次のように発症し、そして治っていきます。
結構元気にやっていたのに、急にのどが詰まったような気がし始める。
ネットで調べると、「○○がん」といったような怖い病名が並んでいて、心配
になる。

まずは耳鼻科に行く。耳鼻科ではのどの奥まで特殊な器械で覗《のぞ》いてくれたが、何もない。「気のせいではないですか?」という言い方をされてしまう。それでもちっとものどの違和感はとれない。

今度は消化器内科で内視鏡をやって、のどだけでなく、胃の中まで調べてみるが、何もない。やはり「気のせいでは?」と言われたので心療内科に行き、いろいろ薬をもらうが、ちっともよくならない。

大きな病院の耳鼻科を再度受診するが、やはり異常なしで終わってしまう。

そんな病気の原因探しを続けて、半年以上経過したころ、なんとなくのどの違和感がとれていく。

あんなに気になっていた症状が、いつの間にか消えていた。

これが一般的な咽喉頭異常感症という症状と経過です。結局、原因はわからないまま症状が消えていくのです。

## まずは専門医の診断を受ける

もちろん、「のどの違和感は何もしなくても治る、だからほうっておいていい」ということではありません。やはり原因を調べる必要があります。

咽喉頭異常感症という診断を下すには、いろいろ調べても原因が見つからないというのが前提です。

咽頭部の違和感は、咽喉頭炎、食道や下咽頭《かいんとう》の悪性腫瘍、甲状腺の病気、脳神経の病気といったように、多くの原因が考えられ、なかには早期の治療が必要なものもあります。

だからこそ、さまざまな角度から診察を受けていく必要があるのです。

のどの違和感は気にしすぎと考えられる一方で、重大な病気のシグナルともとらえられることがあります。そのため、どうしても病気探しのようになり、その間、患者さんの心配が続くことになってしまうのです。

## のどのつかえを起こす代表的な病気

では、のどの違和感から一歩進んで、違和感というよりはっきりと「つかえ」があるという症状についてです。

この場合は、さらに他の病気を考える必要があります。

1．逆流性食道炎

食道に胃液が逆流することで起こる病気です。胃液の逆流は、加齢や暴飲暴食、肥満、胃酸の分泌過多などが原因になります。

胃液によって食道粘膜が炎症を起こすと、食後にのどのつかえ感や違和感が生じてきます。

食道だけでなく、咽頭や喉頭《こうとう》にも影響が出る咽喉頭酸逆流症という病気もあります。

2．カンジダ性食道炎

体調不良によって免疫力が低下すると、食道粘膜にカビの一種であるカンジダが増えて炎症を起こすことがあります。

症状は胸焼け、のどの違和感や痛み、胸のつかえ感、しみるなどです。

他の病気にも同じような症状が出るものがあるので、この病気を疑ってみないとなかなか診断できません。

3．食道がん

食道がんは、初期は無症状ですが、進行するにつれて、のどにつかえる感じが出てきます。水分は通っても固形物が通りにくくなってきます。

ものがつかえる感じのときは、まずは消化器内科で、内視鏡を受けるべきでしょう。

4．鉄欠乏性貧血

貧血とのどの違和感は関係ないように思いますが、貧血が続くと食道に食道ウェブという薄い膜状のものができます。これが飲食物の通りを悪くするので、のどのつかえ感として現れるのです。

## おびえすぎないことが大事

さまざまな病気をあげてきましたが、咽頭部の違和感を覚えた際に、最初にあげた咽喉頭異常感症が、もっとも可能性が高い病気です。

いろいろ検査をしても何も異常がなければ、この病気を疑うことになります。

ストレスや悩みがあると、のどから胸にかけての違和感が出てきます。球が詰まっているようで苦しいとうったえることがあるので、「ヒステリー球」と呼ばれることもありました。

また息がしにくいと言う患者さんもいます。この病気は、多彩なうったえ方をすること自体が特徴とも言えます。

ストレスが続くことで、交感神経の過緊張状態になり、食道周囲の筋肉が過剰収縮するので起こるとも推測されています。

ですが、本当のところはまだわかっていません。

傾向としては、ホルモンバランスが乱れやすい、30〜60歳代の女性に多いようです。

進行していく病気ではないことが理解できると、症状はなんとなく消えていきます。その期間は短いことがほとんどですが、半年から1年かかる場合もあります。

この病気に限らず、病気の症状というものは、非常にいろいろな形で出てきます。医師にも理解できないような表現をする患者さんもいます。

症状があるからといって、何か大きな病気が隠れているとは限らないことを知っておき、過剰におびえないことが重要なのです。

# 薬が多くて飲みきれない

## 薬が多くて困っている

長く通院していると、しだいに薬が増えていきます。

高血圧の薬、糖尿病の薬、高脂血症の薬、骨粗しょう症の薬、逆流性食道炎の薬など、**ある程度の年齢になれば、少ない人でも4、5種類の薬は飲んでいる**のではないでしょうか。

朝だけで10錠飲んでいるという人もいます。

年齢だから仕方がないとはいえ、どうしてこんなに薬が増えてしまうのでしょうか。

## 安心させるため、時間を節約するため

患者さんから「〜がつらい」「〜が痛い」といったうったえがあっても、医師としては「心配ないからそのままでいい」と言いたくなるような状況は少なくありません。

ですが、つらさや痛みをそのまま放置することを、患者さんに納得させるには時間がかかります。

患者さんとしても、実際につらさや痛みを感じているのですから、医師が「放置して大丈夫」と言っても、すぐに納得できないでしょう。

結果として、患者さんを安心させるためにも、診察時間を短くするためにも、すぐに薬を出して対処してしまう、ということがよくあるのです。

それに加えて、1回出してしまった薬はなかなか減らせないというのも、薬を

増やしてしまう原因になっています。

また、たくさんの患者さんを診ている医師の場合、いま診ている患者さんがどれだけ薬を飲んでいるのかしっかり認識せずに、薬を処方してしまうという場合も少なくありません。

こうしたことが積み重なり、自然と薬が増えてしまうのです。

## 「薬を減らしてほしい」と言ってみる

では、どうすれば、飲まなくても問題ない薬を減らすことができるのでしょうか。

それは、**かかりつけ医に「薬がずいぶん多くなって飲むのが大変です」と素直に言ってみる**ことです。

内科、整形外科、皮膚科など科をまたいでさまざまな診療所にかかっている場合、あなたのかかりつけ医といえど、実際にあなたがどれだけ薬を飲んでいるのか知らないことも多いのです。

お薬手帳があるので、それを見ればわかるはずですが、外来が忙しい診療所だと、毎回それを確かめなくなってしまうものです。

なかなか医師に「薬を減らしてください」とは言えないものですが、逆に**そう言える間柄こそが、医師と患者さんの正しい関係**と言えるでしょう。

素直に意見を言える関係を持っていることは、自分自身を守るためにも非常に大切なことです。

しかし、患者側から薬のことを言うと、激怒する医師がいまだにいるのも事実です。そんなときは、かかりつけ医を換えるチャンスと思いましょう。

## 処方薬に注文をつけてみる

外来で患者さんのほうから、いつも飲んでいる薬があまったので薬の種類や量に関して細かく注文してくる場合があります。

じつはこれは、医師が非常に嫌がる行為だったりします。

というのも、忙しい診療時間内で、薬の錠数の調整をするのは非常に面倒なのです。

患者さんは薬にくわしいわけではありません。赤い薬といったあいまいな情報だけを伝えてきたりするので、それを確かめるだけで時間がかかります。さらに、都度《つど》要望する薬が変わったりするため、ますます混乱してしまうのです。

結果として、処方の間違いが起きやすくなってしまいます。


実際に私のところに通っている患者さんのなかには、毎回違う薬の処方を要求する患者さんがいます。

体の調子が毎回違うから仕方がないといえば仕方がないのですが、原則、薬は医師が患者さんの症状や状態を見ながら調整していくものです。

それが患者側の投薬要求どおりに処方していくことになると、本来の医療とは逸れていってしまうわけです。

## 残薬調整という方法

薬があまっている場合は、結局どうすればよいのでしょうか。

じつは、あまった薬を薬局に持っていけば、処方する薬の数を調整してもらうことができます。

これを残薬調整と言います。

そういう調整をしたという連絡は、処方した医師にしなければなりませんが、法的には問題なく、薬をむだにしなくて済みます。

しかし、細かい薬の数合わせは薬剤師にしてみれば、非常に手間がかかります。

そういったことになる前になんとかしてほしいというのが、薬剤師としても本音なのでしょうが、なかなかうまくいっていないのが実情でしょう。

## 薬の減らし方

理由はどうあれ、薬があまるということは、決していいことではありません。医師に内緒で、患者さん自身が勝手に飲む薬を減らしてしまうことは、実際にあります。

ですが、これは薬によっては危険なので、原則は処方どおりに飲むべきです。しかし、飲まなくてはいけない薬が多すぎて飲みきれないのなら、医師に相談のうえ、薬に優先順位をつけるべきでしょう。

定期的に外来に通っていると、いつも同じ薬が出て、それを変えなくなっていきます。

病気には段階があるため、どこかの時点で薬を変えるなり、減らす決断をする必要があるのですが、それはそれで難しい問題もはらんでいるものです。

たとえば、認知症の薬は病気の初期では効果が期待できますが、病気が進行してしまえば、薬を飲む意味がほとんどなくなってきます。私は認知症の中期以降は、薬は中止するようにしていますが、それをすると猛反発する人も少なくないのです。

こうした事情のため、医師はなかなか思いきって薬を減らせないわけです。

高血圧や糖尿病の薬も80歳を過ぎると、いままでのようにきっちり血圧や血糖値を基準値に近づける必要はなくなってきます。

長生きをしていると、血圧や血糖の薬でさえ、止めてもいい時期が来るものです。

もし多すぎる薬に困っているなら、勇気を出して、

「先生、薬が多いんです」

と言ってみることです。

それがあなたを救うことになるかもしれません。

# 第3章

# 「人生のたそがれ」の対処法

# 新しいことについていけない

## ついていくのは無理

ＩＴやＡＩといったカタカナ語の氾濫《はんらん》に、これはもうついていけないと思う人も多いのではないでしょうか。

医学の進歩も想像を絶します。私が医学部で習ったことは完全に時代遅れになっています。自分の専門外の分野では、単語の意味さえわからないことが多いのです。

新しい物事についていくのも、ある年齢までのような気がします。

もちろん興味のあることは、新しい情報を手に入れること自体が楽しいので苦にはなりません。

しかし、自分が苦手と感じることは、年齢とともにますます苦手意識が強くなってきます。

そんなとき、どう考えていけばいいのでしょうか。

## 慣れを乗り越える

年齢とともに、使い慣れた機種のスマホから、新しい機種に切り替えるのが面倒になってきます。

使い慣れたということは、脳の中に手順が記憶されているので、いちいち考えなくても使えてしまいます。「慣れ」という脳の仕組みが、新しいことに挑戦するのを拒否してしまうのです。

もう一度初めから使い方を覚えるのはおっくうなのが普通ですから、拒否するのは当然でしょう。

しかし、**それだけ脳が柔軟性を失いつつある**ということです。

私自身は、昔からメカ好きで、いまだに新しいものを探すのが大好きです。世界で最初にｉＰｈｏｎｅがアメリカで売り出されたとき、まだ日本では使えないのがわかっていましたが、アメリカにいる知りあいに頼んで、日本に送ってもらったことがあります。

そのとき、ｉＰｈｏｎｅをいろいろな人に見せましたが、多くの人がむしろあまり興味を示さなかったのが印象的でした。

ボタンのない携帯電話など、使いにくくてダメだろうと多くの人が思ったのでしょう。

本当に革新的なことは、最初は受け入れられないのです。それは人の脳が、新しいことを拒否するようにできているからです。

それを超えられるのは、好奇心しかありません。

iPhoneの場合は、おもちゃのように面白がって使われているうちに、その革新性が理解され始めたように思います。

最初から受け入れることはできないとしても、**面白いと思うことが非常に重要**なのです。

## マイペースを続ける

いっそ、世間が騒いでいることに興味を持つのをやめ、自分のやり方を貫いてしまうという生き方もあります。

新しいことを受け入れるには、かなりの時間を必要としますが、自分に自信があれば、受け入れないという態度も可能です。ただし、それには自分独自の技術や特技を持っている必要があります。

新しいことを取り入れていくほうが、脳にいいということではありません。

自分が追求する世界を、とことん追いかけるほうがずっと難しく、脳も使います。

そのほうがずっと若い脳でいられるでしょう。

## 古いものを大事に

高齢になってくれば、時代に自分を合わせていくのが大変になります。

とはいえ、新しいものに対応していく必要はありません。新しいものを拒否し、逆に昔を大事にするという考え方でもいいのです。

新しいことについていけないことを、脳が衰えた証拠のように悪く言うほうがおかしいのです。

新しいことに挑戦しなくても、**自分の持っている古い記憶、経験に磨きをかけるというやり方もある**はずです。

## 行動、発見、受容は忘れずに

「年齢を重ねる」「脳が歳をとる」という感覚は、70歳を過ぎてくると身をもってわかってくるものです。

**思考が遅くなり、判断に迷うようになり、いろいろなことに時間がかかるようになります。**

だからこそ、やたらにスピードを要求される、新しいことが苦手になります。

しかしだからといって、新しいことにまったく興味がないというのは、さらに脳の若さを失わせてしまいます。

新しいことに挑戦するかしないかは、個人の自由と能力の問題かもしれませんが、次の3つのことは年齢に関係なくやっていくべきです。

・行動
家の中にいては何も起きないし、だれかに遭遇することもありません。**まずは外に出てみるべきです。**すると、偶然だれかに会ったり、何気なく入った店に自分の欲しかったものがあったりするものです。

とにかく外に出て行動する。これが、努力することなく新しい刺激を手に入れる方法です。

・発見
ある状況になって、そこで何かを発見する人、面白いと思う人、感じ方はさまざまですが、新しい発見をする感性がどうしても必要です。

感性をいまさら磨くわけにはいかないので、自分が面白い、**興味が持てることを探してみましょう。**

新しい発見などという大げさなことではありません。自分の直感を信じて何かを見つけるだけでよいのです。

・受容

新しく見つけたものを、受け入れる姿勢は非常に大切です。新しいものに対して拒否的になるとしても、自分が面白いと思ったものであれば受け入れやすいでしょう。自分の感性を信じて、新しいものを受け入れる勇気が必要なのです。若者が面白がっていることや、新しい商品などは受け入れなくともいいでしょう。それで、脳が衰えるわけでもありません。

自分の判断力で面白いものを探すことができれば十分なのです。

# 同窓会が多すぎる

## 60歳を過ぎると同窓会が増える

60歳を過ぎたころから、同窓会や同期会の連絡が増えてきます。

定年間際になると自分の人生の先が見えてきて、仲間と競争する意欲もなくなり、素直な気持ちで接することができるようになるからです。

精神的な余裕ができることに加え、時間的にも余裕ができるため、昔を振り返る気持ちになってくるのでしょう。

そんなふうにして集まった同窓会には、20年ぶりとか30年ぶりに会う仲間もいるはずです。

なかには、学校の成績がよく名門大学に行き、大手商社に入った友人もいるかもしれません。昔だったら、劣等感や対抗心から普通に話すことができなかったでしょうが、定年してしまえばそんなことは関係ありません。

かつてのわだかまりを忘れて、一緒に過ごした青春時代を語りあいたくなるものです。

## いつもと同じ話になっていく

懐かしく若い時代を語る、そういう会はいいものです。

ですが、同窓会も何度か繰り返し開催されるようになると、同じ人しか集まらないようになります。

そして、そこで交わされる会話も、どうしても同じ話になってきます。

健康状態がよくない、仕事を失敗したというような仲間は、なかなか同窓会には現れません。

さらに、年齢とともに、現役で働いていた人も引退していきます。そうして、新しい体験を聞くチャンスがなくなり、定年後の悠々自適な暮らしをするメンバーで、同じ昔話をするだけになってしまうのです。

つまり、話に新しい情報がなくなるのです。

同窓会に情報を仕入れに行っているわけではないので、新しい情報は必要ないかもしれませんが、せっかく人に会って話をしても、いつも同じ内容では面白くありません。

脳を刺激するという意味でも、あまり役立たなくなります。

脳への刺激についてはさておき、心地いい昔話だとしても、同じ話を繰り返していては、しだいに飽きてくるようになるはずです。

70歳後半になってくると、さらに参加者が減ってきます。そして、友人に会うたびに、だれかが亡くなったというような話になるのです。

以前は懐かしい昔話であふれていた同窓会も、最後は、同じ話をするばかりでなく、健康の話だけになってしまうのです。

最近、私が同窓会に出ても、健康相談を受けることが多くなってしまいました。そうなってくれば、同窓会に出てきても、時間のむだのように思えてくるものです。

せっかく同窓会に参加しても、ネガティブな話ばかりでは意味がありません。

## 同窓会に出ない勇気

「同窓会に出るな」という意見も、じつは結構あります。同じ話ばかりになって、意味がないから、というのが理由です。

どうせ会うならまったく新しい人、知らない世界の人にすべきという意見ももっともだと思います。

しかし、年齢とともにそれさえ面倒になってくるものです。

人間というのは、年齢とともに行動範囲が狭くなっていきます。**老化とは、行動範囲が狭まること**とも言えます。

だからこそ、「せめて同窓会くらいは……」と思うのですが、それすら面倒になってきます。

どうせ外出するなら、新しいレストランで食事をするほうがずっと脳にはいいでしょう。

新しい刺激にならなくなった同窓会は、きっぱりと忘れてしまうほうがいいかもしれません。いつもの仲間と会うなら、限られた仲間と会うだけで十分です。

## 人に会う本当の意味

同じメンバーしかいないから、同じ話しかしないから、同窓会に参加すべきではない。その意見ももっともだと思います。

そのデメリットがあるのを見込んだうえで、それでも同窓会には出るべきだと考えています。

1人で家にこもってしまうようになると、1日だれとも話をしないことも珍しくなくなってきます。人に会っていたからこそ、脳を刺激して、新しい感動を得ることができていたのです。

外出してだれかに会う、それができるかどうかが、あなたが外部とのつながりを持てるかどうかなのです。

友人は大切なものです。若いときの時間を共有したという経験は、代わるものがないのです。

同窓会という大げさなものはやめるとして、２人同窓会と称して、２人だけで食事をするならできるでしょう。人数が増えると日程の調整も面倒になってきて、先送りされてしまうことが多いのです。

すぐに日程が合う仲間１人か２人となら、今日にも会えるでしょう。

もうそれで十分なのです。

見栄も張らず、いつもの同じ話でもいいのです。外出して人に会うという大切さを維持していきましょう。

# 1人だと料理を作る気がしない

## 男性でも料理をするのは当たり前

私の患者さんで奥さんが先に亡くなって、80歳を過ぎて初めて台所に立ったという人がいます。この方の世代では、料理は奥さんに任せっぱなしで自分は食べるだけ、という人も少なくありません。

私の10年先輩の医師も似たような感じでしたが、「さすがに最近は皿だけは洗うようになったよ」ともらしていました。

いままでは、男性が台所に立って料理を作るのは普通のことになってきましたが、75歳以上の団塊世代では、料理を作ったことがないという人も結構多いものです。

しかし、いまや長寿の時代。これまで自分では料理をせず、家事のすべてを任せてきた人であっても、台所に立って料理を作らねばいけないときがやってくるでしょう。

## とにかく食べられればいいのか

とにかく食べられればいいというレベルなら、いまはコンビニがあります。コンビニの冷凍食品を買ってきて、レンジでチンするだけでそれなりにおいしく食べられるのです。

これだけでは料理とは言えないでしょうが、空腹を満たすことだけが目的であれば、それで済んでしまうかもしれません。

しかし、もう少しレベルを上げることもできます。料理を作れば、それ自体が楽しみになり、脳にもいい刺激になるのです。

何事もそうですが、「まあ適当でいい」という発想では、楽しくなることもなければ、脳への刺激にもなりません。

「ただ食べられればいい」という考えで毎日の食事をとっていては、食事は空腹を満たすだけの、味気ないものになってしまいます。

## 作りだす喜びと面白さを

とはいえ、1人で食べるために、わざわざ料理をしても面白くもなんともないと思うかもしれません。

実際のところ確かにそのとおりなのですが、料理をすること自体に創造性が加わってくれば、料理の時間は意外に楽しい創作の時間になってきます。

私自身、結構料理を作ります。といっても、手の込んだものはよほどでないと作りませんが。

ちなみに、料理を作るようになったきっかけは、ロブションのジャガイモのピュレ。あの有名なフレンチの巨匠ジョエル・ロブションの名を高めた料理です。

じつはこの料理、それほど難しくはありません。

材料はジャガイモ、バター、塩、牛乳といたってシンプル。

それらをロブションのレシピに従って作っていくと、1時間以上はかかってしまいますが、バター、塩の絶妙な配合により、ただのマッシュポテトが、一流のフレンチの味になるのです。

なお、ロブションもこのレシピを完成させるまでに、非常に苦労したようです。

簡単な素材だけでここまでの味を出せるのかと思うと驚くばかりですが、ここに料理の原点があるように感じます。

つまり、素材は素朴であっても、創作の努力によってまったく違う世界が見えてくるというわけです。それこそが、料理の面白さであり、醍醐味《だいごみ》です。

## 一緒に食べてくれる人を探す

1人でいくらおいしいものを作っても、食べるのが自分だけなら、面白いわけがありません。

料理は人に食べてもらってこそ、本当の評価がわかりますし、一緒に食べる楽しさがあります。

配偶者の死によって、男性であれ女性であれ、1人住まいは決して珍しいことではなくなります。65歳以上では3割くらいが1人住まいです。

だから1人で料理を作って1人で食べるというのは、高齢者では普通のことになっています。

しかし、それではどうしても、お腹を満たすだけの食事になりがちです。

料理を作ったら、1人だけで食べるのではなく、なんとかしてだれかに一緒に食べてもらう。

一緒に食べてくれる人を見つけるというのはなかなか難しいですが、大切なことだと私は考えています。

たとえば、だれかに「おいしい」と言われることは、じつは脳にとっても非常に大切です。

ほめられることで脳のドーパミンが分泌されますから、快感や達成感になり、また料理を作ってみようと感じるわけです。

ケンタッキー・フライド・チキンの創業者、カーネルサンダースは子どものときに、自分の作った料理を母親にほめられた記憶が鮮明に残っていて、それがフライドチキンを作る原動力にもなったと言います。

**一緒に食べてくれる知りあいを作っておく。**このことは、料理することを楽しむという意味でも必要なのです。

## おいしい料理を作れるかどうか

アートは、才能・感性が大きく影響しますが、時にアートにもたとえられる料理もその人の才能・感性が影響します。

他人に食べてもらうとなると、そこには「その作った人そのもの」が反映されるというわけです。

とはいえ、それほど難しく考える必要はありません。

おいしい料理を作るには、努力も多少必要ですが、「人を楽しませることが楽しい」と感じられるのであれば、それで十分才能があると言えます。

前述のロブションのジャガイモのピュレは、自宅にある材料ででき、レシピどおりに作るだけで、驚くほどおいしい料理になります。

レシピどおりに作れば、それなりにおいしくできることが、料理の面白さだと思います。

料理をすることで意外な自分の才能を発見できるかもしれません。

## 料理を楽しみにする

料理を作ることに楽しみを見いだせれば、趣味として成り立ちますし、人を驚かせる面白さがくせになるかもしれません。

面倒くさいなあと思いながらも料理をする、そんなレベルから、料理で人に喜んでもらうというふうに、考えを前向きに変える。そうした考え方の転換をすることが重要です。

そうなれば、料理をする時間は、創意工夫の時間になり、楽しくなるはずです。

1人で作って1人で食べるのはみじめだなと思うのではなく、1人で食べるときでも、いずれだれかに振る舞うために、いろいろな料理に挑戦できるチャンスと思うのです。

与えられた環境がネガティブなものであっても、とらえ方によっては前向きに変えることもできます。

そうしたとらえ方の転換が、孤独や高齢を乗りきる方法なのです。

# 生きていてもよいことがない

## 健康に長生きするのは難しい

私の診療所に通院している、とある高齢者の患者さんがよく言う口癖に、

「こんなに長生きしてもねえ、何もいいことないですよ」

というのがあります。

90歳を過ぎて、1人で歩いて外来診療に来られており、そのこと自体、驚異的なことだと思うのですが、本人はそんな愚痴しかこぼさないのです。

この方以外にも、長生きしている方には愚痴が多く、「いやー、今日も充実した日ですね」と言う人はまずいません。多くの人が、体や家族の不満を私にもら

していくのです。

医師として若くして亡くなった人をたくさん見てきました。そのため、90歳を過ぎて歩けることがどれほど素晴らしいか、実感を持ってわかるのですが、当人たちはなかなか自覚できないようです。

逆に言えば、これまで健康状態に大きな問題がなかったからこそ、現状に感謝をすることが難しいのかもしれません。

そう考えると、心身ともに健康で長生きするということは、なんとも難しいものに思えてきます。

## 何をしていいのかわからない

朝起きて、なんとも元気が出ない。無理やり起き上がるけれど、ひざが痛くてたまらない。それでもなんとか起き上がってはみたが、別にやることもないので、しばらくぼんやりと庭を眺めている。

朝からいきいきと「今日何を楽しもうか」なんて考えられる高齢者は例外的でしょう。多くの場合「今日は何をすればいいのだろう」、そこから毎日が始まるのです。

このように、生きる目的がはっきりしない高齢者の生活を見て、あなたはどう思うでしょうか。

おそらく、否定的にとらえてしまうでしょう。

しかし、「何をすればいいのかわからない」と考えられる余裕があるだけ、じつは幸福だとも言えます。

いくつかの病気を抱えた高齢者は、痛みで動けず、1人で外出することもできません。家にいるしかないということになります。

認知症が進行した患者さんなら、朝、デイサービスの迎えの車が来ます。それに乗って通所施設へ行き、あとはみんなと一緒に体を動かしたり、頭の体操をしたりしなければいけないのです。

つまり、「何をしていいのかわからない」という人は、選択の自由を持っているということです。

昼食を食べたくなければ、食べなくてもいい。いつ食べてもいいし、何を食べるか自分で決めていい。こうした選択の自由は、じつは非常に大切なものです。

介護を受けている人は、時間が来れば食事が出てくるので、食べないという選択肢がほとんどありません。

自分で毎日何もかも決めていかねばならないというのは、面倒に感じますが、最高の自由であり、非常に幸福なことなのです。

## 趣味がない

「充実した老後」というのはよく耳にしますが、それらはすべて幻想です。メディアが作りだしたイメージです。

老後を迎え、現役時代にはできなかったたくさんの趣味に手を出して「充実した人生を送ってますよ」という人を、私は見たことがありません。

もちろん、趣味を楽しんでいる人もいるでしょう。しかしそれによって、本当に充実して満足した老後を過ごしているかといえばそうではないでしょう。無理しているだけかもしれません。

その一方で、「無趣味なので何をしていいのかわからない」という言い方をする人もいます。

ですが、むしろそのほうが自然でしょう。実際に、無趣味で何もしていない人のほうが多いのです。

あるいは、無趣味というほどでないにしても、趣味に入れ込むようなことはなく、ただ普通に日常を過ごしているだけという人がほとんどではないでしょうか。

つまり、趣味を楽しむわけでもなく、淡々と日常を生きているというのが、多くの人にとっての老後なのです。

趣味も持たない高齢者がたった1人で住んでいると、「それは孤独で寂しいことだ」と決めつけられがちです。

しかし、そんなこともないのです。

何もしない1人の時間を自由に謳歌できる、逆にそれこそが充実した老後の人生の送り方なのです。

趣味などなくても、日々普通に過ぎていきます。

周囲からやたらに「何か特別な趣味をしなさい」と言われても気にしないことです。

## 出かける元気がない

人は外に出かけて移動することで、新しい体験をしていきます。移動距離が長いほど幸福度が高いという研究もあるそうです。

しかし高齢になると、外出がおっくうになってきます。身体的に大変だから出かけないということもあるでしょうが、それより出かける目的がないということもあります。

前に少し触れましたが、私の外来に通っている患者さんで、90歳を過ぎていますが、毎日炎天下であっても電動自転車で出かけている人がいます。

とくに出かける目的はないのですが、電動自転車に乗って移動することが楽しいし、生きがいのようです。

このように目的なく移動するというのはちょっと難しいかもしれませんが、意識的に移動を増やすのは簡単にできます。

それなりに距離のある移動でなくとも、すぐそこまで程度のもの、たとえばコンビニに行くということだけでも、十分充実感を得ることができるでしょう。


とにかく歩く、移動する、これは認知症の予防になります。

それに加えて、移動することで新しい発見ができるものです。

頭の中だけで考えているのと、実際に体験するのとではやはり大きく違います。

こうした違いを、常に意識していくべきです。

高齢になってくれば、なんでもやったことがあるように感じてしまうものです。

そして、行動する前に、その結果が見えてしまうような気がするのです。ですがこれは、非常に危険なことです。

まず動いてみる。これだけです。

これができれば、高齢になっても、趣味がなくても、日常を楽しんでいけます。

## 住環境を変えない

ある高齢者の方の話です。

その方は有料老人ホームに入っているのですが、食事がまずくてたまらないそうです。

通りの反対側にファミレスがあるのですが、そこに出かけて食事をとるには、外出の申請をしなければなりません。そのため、面倒なのでそこまではしたくないと言うのです。

このように、介護施設へ入所すると、ただ外に行くだけでも、いろいろな制約や周囲への気遣いが必要になります。

とはいえ、家族に負担をかけないで済む、生活をするうえでいろいろなサポートが受けられる、などのメリットがあります。また、新しい人間関係ができるかもしれません。

介護施設への入所が必ずしもダメというのではありません。

自分でできることは、最後まで自分でするように守ることです。それが、入所しても自由を手放さないための、最後の砦《とりで》になります。

そのように自由を確保するために、老後において意識しておくべき重要なことが1つあります。

それは、自分の居場所の確保です。

つまり、いま住んでいる家を大切にするのです。

施設への入所だけでなく、子どもとの同居、二世帯住宅なども、結局うまくいかないことがあります。

何が起きてもいいように、可能な限り、いま住んでいる住環境を維持するように努力すべきです。

最後は1人で家に住むという自由だけあれば、老後は十分楽しめるのです。

# 長生きしたくない

## 長生きしたくない理由

無理に長生きしても、介護を受けたり、寝たきりになったりするだけだから、長生きしたくない。

そう言う人は少なくありません。

しかし、ここで言う「寝たきり」というのはいったいどんな状況なのでしょうか。

じつは多くの人が、寝たきりという状態をあいまいにとらえていて、その実態を正しくわかっていないように感じます。

ひとまず、寝たきりのイメージをしっかりととらえてみましょう。

## 寿命と健康寿命の間にある期間

寝たきりについて考える前に、「寿命」について確認します。

２０１９年の日本人の平均寿命は、男性81・４１歳、女性87・４５歳です。

この寿命とは別に、「健康寿命」というものもあります。健康寿命は「健康上の問題で日常生活が制限されることなく生活できる状態」までの年齢を指しています。

簡単に言えば、健康寿命とは、自分１人で日常生活が送れる期間のことです。

この健康寿命の平均が２０１９年の日本人で、男性72・６８歳、女性75・３８歳となっています。

平均寿命から健康寿命を引いてみるとわかることがあります。

それは、寿命で亡くなるまでの「不健康な状態で過ごさなくてはならない期間」です。

この期間がいったいどのくらいあるかというと、2010年から男女とも徐々に縮小傾向で、2019年では男性8・73年、女性12・06年となっています。およそ10年前後というわけです。

## 実際の寝たきり期間は短い

この、いわば不健康な10年間が、あたかも寝たきりの期間のように思われてしまうことが多いのです。メディアでも雑にそのように伝えられることがありますが、まったく違います。

では、実際の寝たきりとはどのような状態で、どの程度の期間なのでしょうか。

介護保険では、介護が必要なレベルに応じて、いくつかの段階が存在しています。

多少の助けがいるとか、不自由はあるが自分で日常生活が過ごせるとか、その具合によって段階が分けられているのです。

寝たきりの状態は、要介護5とされています。これは1人で日常生活を営むことがほぼ不可能で、寝たまま起き上がることができず、意思疎通さえ困難な状態を指しています。

こうなってしまうと、多くの人が特別養護老人ホームや介護医療院などに入所することになります。

ここで重要なのは、要介護5の人の平均余命は、男性は1・23年、女性は1・55年ということです。

先ほど、不健康な期間は10年近くあると述べましたが、**完全に寝たきりになってしまうと1年前後で亡くなります**。つまり、寝たきりの期間は、平均寿命から見れば、決して長くないのです。

## ピンピンコロリはいるのか

ちょっと話は変わりますが、寝たきりとは真逆の亡くなり方で、「ピンピンコロリ」というものがあります。

これは文字どおり、亡くなる直前までピンピンしていて、急にコロリと亡くなってしまうというものです。苦しまずに済むことから、幸せな生涯の終え方とされています。

男性では1割くらいが、死ぬ間際まで健康に暮らしているそうです。つまり、ピンピンコロリで死ねるのです。

その一方で、女性にはピンピンコロリがそれほどいません。骨折などで寝たきりになるケースが女性に多いことが、ピンピンコロリとはいかない理由の1つとされています。

メディアでは、不安をあおるためか、悪く伝えてしまう傾向が強いように思います。どうしても、寝たきりが多いというほうへバイアスをかけた状態で報道しやすいのです。そのため、高齢者の社会だから寝たきりが増えているというように、安易な見方になりがちです。

実際には、医療にかかっていない高齢者は多く、4割以上は医者知らずだと言われています。

しかし、こういった事実は、あまり報道されません。病気の人の統計はありますが、健康な人、医療とは関係のない生活をしている人のデータはなかなか集めにくいという事情も関係していそうです。

## 寝たきりの寿命を延ばす医療

話を戻して、寝たきりについてです。

北欧をはじめとして欧米では、寝たきりがいないと伝えられることがあります。

これは、欧米の医療が進んでいるからではありません。寝たきりがいないのではなく、寝たきりという状態を作らないのです。

日本のように、末期医療になって口から食べられなくなっても、鼻から管を入れたり、胃ろうを作って栄養を強制的に入れたりすることがないのです。

欧米ではこういった行為は、虐待と見なされます。

口から食べられなくなれば、点滴もしませんし、肺炎を起こしても抗生剤の注射もしません。

一応、日本でも、高齢者の末期の状態に対して、経管栄養や胃ろうをやらなくなってきましたが、まだ行われています。

こうした栄養を強制的に投与する延命治療が、日本の寝たきりの期間を延ばしているのは間違いありません。

高齢者が寝たきりになってから死ぬまでに1年前後しかないとは書きましたが、

それでも短くはないでしょう。

日本において寝たきりの期間が長くなってしまうのは、欧米のように、口から食べられなければそこで医療は終わりという態度を、医療を提供する側がはっきりとれないことに原因があります。

とはいえ最近では、入所する際に、蘇生はしないとか、胃ろうはしないとか、いろいろ家族と話しあうようになってきました。

## ヨロヨロヘロヘロの時期を減らす

老いに関して多数の著書のある作家の樋口恵子さんは、寝たきりになる前の、ヨタヨタヘロヘロになってしまう時期を「ヨタヘロ期」と言っています。

健康寿命からはずれて、不健康な状態が普通になり、病気でどこかが痛い、思うように体が動かない、でもまだゆっくりやれば動ける、そんな毎日を送るようになる時期です。

どんなに健康を意識して生きてきた方であっても、まったく病気がなくて80歳に到達するのはむしろ稀でしょう。

ヨタヘロ期ともなれば、病気とともに生きているという状態のほうが普通なのです。

だからこそ、体には病気があっても、それをものともせず、前向きに人生を楽しめるという「気持ち」が大切です。それを持っていることこそが、寝たきりの期間を減らすことになります。

それには、運動機能が低下してきても、楽しめる何かを持っていることが重要でしょう。

面白いことが何もないということが、最も危険なのです。

健康年齢を長くするためには、血圧に気をつけましょう、血糖管理をしましょう、運動をしましょうといったように、医学的な視点で対策を考えてしまいがちですが、それにはどうしても限界があります。

それより気にかけるべきは、気持ちです。どうすれば、体が弱ってきても心を前向きに保てるか、考えておくのです。

## 人生を楽しむ方法をどれだけ持っているか。

それが、寝たきり状態になることに過剰におびえることなく、幸せに長生きできるコツです。

# すべてが面倒くさい

## リタイア後の人生の送り方

高齢者と言われる年齢になってくると、テレビや新聞を見ようと思っても、嫌な情報ばかりで疲れてしまい、向きあう気力がわかないときがあります。

そうして世の中への興味がうすれ、ニュースに触れることさえ面倒になってしまう、そんな人も少なくありません。

その一方で、仕事をリタイアするような年齢を迎えても、ずっと精力的な人がいます。

仕事を継続している人も意外に多いもので、65歳から69歳の就業率が50・3％

という調査結果もあります。

経済的な理由のため仕事をしなければならないという事情がある方もいるかもしれませんが、いずれにしてもリタイアする年齢になっても働いている人が半数以上もいるのはすごいことです。


私の大先輩にもそういう方がいます。

その大先輩の医師は、60歳を過ぎても第一線で働くのをやめず、ようやく80歳を過ぎたあたりで「もういいよな」と言ってリタイアしました。その言葉の意味は「いろいろ医師として仕事をしてきたし、人生も楽しんできたから、それほど長生きしなくていいよな」だったのでしょう。

確かに、80歳過ぎまで仕事ができたので、十分に人生を楽しんだということなのだと思います。

仕事の重圧から解放されてから、この世界を去ることになるまでの間、多くの場合は60歳くらいから80歳くらいでしょうか、短くはないその期間をどう生きていくのか。

それは、働き続けるにしろ、引退して余生を送るにしろ、**自分の人生をまとめあげる意味でとても重要**です。

体力だけでなく精神的にも衰えを感じるこの時期は、いろんな物事を面倒くさいと感じてしまい、生きることさえ前向きにとらえられなくなってしまうことがあるようです。

この本の最後にそうした時期とどう向きあうのがよいのかについて、触れてみましょう。

## 目標がない

生きることが面倒くさくなってしまう原因の1つに、「目標がない」ということがあるかもしれません。

仕事をリタイアしたあとの生活というのは、しだいに1日にハリがなくなってきます。

何かをいつまでにやらなければいけないということがないからです。

現役で仕事をしていたときはストレスのない生活を望んできたというのに、いざ仕事から解放されてまったくの自由になってみると、何か物足りなくなって毎日にハリがなくなってしまう。

時間に追われていたときが、懐かしいと思うほどです。

とはいえ、仕事をリタイアした患者さんを見ていると、**目標のない生活にも慣れていき、それほど疑問を持たなくなっている**ようです。

目標というものは、あれば張りあいになるでしょうが、ないならないで慣れていくものなのです。

## やる気が出ない

ついで、何に対しても「やる気が出ない」というのも、気力を削いでしまう要因になっているようです。

高齢者になると、何かと若いときと比べてしまうものです。

「昔は、もっとやる気にあふれていた」とか、「昔は、何をやっても面白かった」とか。

しかし、ある程度の歳になれば、何に対してもやる気が起きなくなります。

何を見ても「……それはやったな」ということになってしまい、興味を示すことができないのです。

若いときと同じような意欲を、何に対しても持つことは難しいのです。創造性の高い生活をしているはずの作家でさえ、一部の例外を除いて、60歳を過ぎてくると小説がなかなか書けなくなります。

**高齢になってくれば、やる気がないことが普通**なのです。

明日、何もやりたいことがない、何もしたくない。むしろそれが普通のリタイア後の心理状態であり、それで困ることはありません。

いつまでも意欲を持っていきいきしているというのは、メディアが作った幻想に過ぎないのでしょう。

## 病気と共存

ある年齢になってくれば、何も病気がないということはなくなっていくものです。
やる気がなくなっている状態に、さらに病気となると肉体的にも精神的にも大変になってくるでしょう。

しかしいまは、病気もかつてほど恐れるものでもなくなってきたように思います。

たとえば、がんの生存率はかなり変わってきています。

国立がん研究センターの２０１０年の院内がん登録を用いた10年生存率は、がん全体で５３・３％です。つまり５割以上が10年後も生きていたということです。

がんだからもう先がない、と考える時代ではなくなってきたのです。

つまり、高齢になってくれば、病気との共存をしていく可能性が高いのです。

歳で病気だからもう仕方がないと考える時代ではないのです。

## 何もしないいさぎよさ

高齢になっても社会に参加したり、スポーツをしたり、趣味を生かして楽しく過ごすことが正しいと思ってしまいがちです。

だから何もしないことに対して罪悪感を持ってしまいます。

しかし実際には、私が接している患者さんを見ていても、とくに趣味に生きることもなく、淡々と過ごしている人がたくさんいます。

「定年後何かしないとボケてしまう」というようなことを言われると、焦ってしまいますが、大切なことは、何もしなくとも自由であることです。何もしない自由を持てることに意義があるのです。

何もしなければしないで日々終わっていきます。

それでも、そんな日々をつまらないと思う必要はありません。

それより、「また明日何かを考えてみよう」というように、ぼんやりとした前向きな考えをするようにしましょう。

何もしたくないと思っていても、生活していれば、それなりに動き回っているものです。

そうしていれば、判断をしなければいけないことが出てきます。

それで十分なのです。

# おわりに

私は大学病院で45歳くらいまで、脳神経内科医として、診療、教育、研究をしていました。

同時に医療エッセイや医学ミステリーを書いていたので、しだいに大学病院という組織のなかでは自由な活動ができないと思い始めました。肩書きは助教授にはなっていましたが、自由な環境を求めて退職しました。

大学病院を辞めてからの10年間は、作家業を中心にして、いろいろな本を最低毎月1冊のペースで出していました。

もちろん医者としての仕事をやってはいました。途中、開業医の父親が亡くなったので、東京都あきる野市にある医院を継承して、開業医として働きながら、いまも本を書き続けています。

私が医療関係の本を出すきっかけとなったのは、当時、老人病院と言われていた医療があまりにひどい環境で、その現実を描こうと思ったからです。しだいに作家としての仕事が広がり、医局や大学病院の問題を扱って書くようになりました。それに関連する医学ミステリーも出しています。

医局制度はかなり改革されたはずですが、結局、本質的には昔の状態とそれほど変化はなく、大学病院にいる医者は専門医を目指すという傾向がさらに強くなっています。

その弊害《へいがい》を開業医として日々感じています。

日本の医療は、大きな医療改革のできないまま、現在に至っているのが本当のところでしょう。

もう1つ大きな問題は、医療の方向性です。

血液検査の基準値を常に掲げ、それから少しでもはずれれば、たくさんの検査をして、病気の早期発見をしていくのがいまの医療です。

治療も同じように、年齢をほとんど考慮されることなく、血圧、血糖などが高ければすぐに薬が開始されます。

その一方で、いままで経験したことのない、超高齢者の医療をどうしていくのか、いまだ指針が出ていません。

たとえば、人間ドックや健康診断を95歳の人にやる意味が、医学的、科学的にどこまであるか、そうした議論がなされないまま、医療が続けられています。

高齢者にはその人の人生への考え方があります。一律に基準値をはずれているから、すぐに検査や薬を出すというのが正しい医療なのか、私自身、ずっと迷っています。

海外では高齢者にはむだな検査（つまり検査しても死亡率や生存率は変わらない）をやらない、というような明確な指針を出すようになっています。

日本ではそれがないので、過剰な医療によって、より高齢者のストレスを増やしているのです。

がんでも進行が非常に遅い場合もあり、早期発見したことで、かえって心配事が増えてしまいかねないのです。

テレビや週刊誌から発信される医療情報は中立のものは少なく、極端な情報が多くで出てきます。

それを見れば、高齢者はさらに心配になるばかりです。

毎日、多くの患者さんに接していると、そういった過剰な医療情報によるストレスを排除していくことも、開業医の役目だと思うようになってきました。

そのためには、やはり患者さんと十分なコミュニケーションと信頼関係を築くことだと思っています。

「大丈夫ですよ」信頼している医師からのその一言が、どれほど患者さんのストレスを解消できるか、医師を40年以上続けてきてわかってきました。

本書がその「大丈夫」の一言のように、読者の皆さんに響くことを願っています。

【著者紹介】

## 米山公啓（よねやま　きみひろ）

1952年、山梨県生まれ。聖マリアンナ医科大学医学部卒業、医学博士。専門は脳神経内科。超音波を使った脳血流量の測定や、血圧変動からみた自律神経機能の評価などを研究。老人医療・認知症問題にも取り組む。聖マリアンナ医科大学第２内科助教授を1998年２月に退職後、執筆を本格的に開始。現在も週に４日、東京都あきる野市にある米山医院で診療を続けているものの、年間10冊以上のペースで医療エッセイ、医学ミステリー、医学実用書、時代小説などを書き続け、現在までに300冊以上を上梓している。近著は『医師が教える元気脳の作り方』（自由国民社）。

主なテレビ出演は「クローズアップ現代」「世界一受けたい授業」など。

世界中の大型客船に乗って、クルーズの取材を20年以上続けている。

ＮＰＯ日本サプリメント評議会代表理事。日本老年医学会特別会員。推理作家協会会員。

この作品に対する皆様のご意見・ご感想をお待ちしております。

おハガキ・お手紙は以下の宛先にお送りください。

【宛先】

〒150-6019 東京都渋谷区恵比寿4-20-3 恵比寿ガーデンプレイスタワー19F
（株）アルファポリス　書籍感想係

メールフォームでのご意見・ご感想は右のＱＲコードから、
あるいは以下のワードで検索をかけてください。

アルファポリス　書籍の感想　検索

ご感想はこちらから

# 80歳《さい》でもほどよく幸《しあわ》せな人《ひと》は こういうふうに考《かんが》えている

米山公啓（よねやまきみひろ）

2024年　10月 5日初版発行

編集－芦田尚
編集長－太田鉄平
発行者－梶本雄介
発行所－株式会社アルファポリス
〒150-6019 東京都渋谷区恵比寿4-20-3 恵比寿ガーデンプレイスタワー19F
TEL 03-6277-1601（営業）03-6277-1602（編集）
URL https://www.alphapolis.co.jp/
発売元－株式会社星雲社（共同出版社・流通責任出版社）
〒112-0005 東京都文京区水道1-3-30
TEL 03-3868-3275
装丁デザイン－AFTERGLOW
イラスト－たまきち
印刷－中央精版印刷株式会社

価格はカバーに表示されてあります。

落丁乱丁の場合はアルファポリスまでご連絡ください。

送料は小社負担でお取り替えします。

ISBN 978-4-434-34522-7 C0077